155 Anaesthesiologie und Intensivmedizin
Anaesthesiology and Intensive Care Medicine

vormals „Anaesthesiologie und Wiederbelebung"
begründet von R. Frey, F. Kern und O. Mayrhofer

Herausgeber:
H. Bergmann · Linz (Schriftleiter)
J.B. Brückner · Berlin   M. Gemperle · Genève
W.F. Henschel · Bremen   O. Mayrhofer · Wien
K. Meßmer · Heidelberg   K. Peter · München

K. Inoue

Vagaler Herztonus und Herzfrequenz unter dem Einfluß von Injektionsanaesthetika

Eine Studie an narkotisierten Katzen

Mit 11 Abbildungen und 3 Tabellen

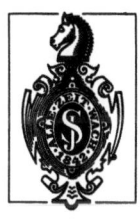

Springer-Verlag
Berlin Heidelberg New York 1983

Priv.-Doz. Dr. med. Kazuo Inoue
Institut für Anaesthesiologie
der Universität Düsseldorf
Moorenstr. 5
D-4000 Düsseldorf

Die vorliegende Arbeit wurde an der Abteilung für Experimentelle
Anaesthesiologie (Leiter: Prof. Dr. med. J.O. Arndt) durchgeführt.

ISBN-13: 978-3-540-12031-5   e-ISBN-13: 978-3-642-68846-1
DOI: 10.1007/978-3-642-68846-1

CIP-Kurztitelaufnahme der Deutschen Bibliothek
Inoue, Kazuo: Vagaler Herztonus und Herzfrequenz unter dem Einfluß von
Injektionsanaesthetika: e. Studie an narkotisierten Katzen/K. Inoue.
Berlin; Heidelberg; New York: Springer, 1983.
(Anaesthesiologie und Intensivmedizin; 155)
ISBN-13: 978-3-540-12031-5

NE: GT

Das Werk ist urheberrechtlich geschützt. Die dadurch begründeten Rechte,
insbesondere die der Übersetzung, des Nachdruckes, der Entnahme von Abbildungen, der Funksendung, der Wiedergabe auf photomechanischem Wege
und der Speicherung in Datenverarbeitungsanlagen bleiben, auch bei nur auszugsweiser Verwertung, vorbehalten.
Die Vergütungsansprüche des § 54, Abs. 2 UrhG werden durch die „Verwertungsgesellschaft Wort", München, wahrgenommen.

© by Springer-Verlag Berlin Heidelberg 1983

Die Wiedergabe von Gebrauchsnamen, Handelsnamen, Warenbezeichnungen
usw. in diesem Werk berechtigt auch ohne besondere Kennzeichnung nicht
zu der Annahme, daß solche Namen im Sinne der Warenzeichen- und Markenschutzgesetzgebung als frei zu betrachten wären und daher von jedermann
benutzt werden dürften.

Produkthaftung: Für Angaben über Dosierungsanweisungen und Applikationsformen kann vom Verlag *keine Gewähr* übernommen werden. Derartige Angaben müssen vom jeweiligen Anwender im Einzelfall anhand
anderer Literaturstellen auf ihre Richtigkeit überprüft werden.

Satz: Schreibsatz-Service Weihrauch, Würzburg
Druck und Bindearbeiten: Offsetdruckerei Julius Beltz KG, Hemsbach
2119/3321-543210

Geleitwort

Die Tachykardien bei Aufregung, Scham, Zorn, aber auch Freude, sind ebenso Zeichen für die dominierende Rolle zentral-nervöser Einflüsse auf den Kreislauf wie die extremen Bradykardien im natürlichen Schlaf. Das autonome Nervensystem vermittelt über seine vagalen und sympathischen Efferenzen diese Herzfrequenzreaktionen, und zwar unabhängig von der Funktion homöostatischer Kreislaufreflexe, aber in enger Beziehung zum kortikalen Aktivierungszustand, der Vigilanz. Obwohl das Zielorgan für Anaesthetika in erster Linie das Gehirn ist und auch bekannt ist, daß Anaesthetika die Vigilanz beeinflussen, wurde den zentralnervösen Einflüssen bei der Beurteilung der Kreislaufumstellung in Narkose kaum Beachtung geschenkt.

Vier Jahre lang hat Herr Priv.-Doz. Dr. K. Inoue die Bedeutung autonomer Antriebe auf das Herz für die Kreislaufumstellung in Narkose tierexperimentell bearbeitet, und er faßt die Fülle seiner Beobachtungen und die daraus folgenden Überlegungen und Verallgemeinerungen in dem vorliegenden Buch, seiner Habilitationsschrift, zusammen.

Es gelingt ihm durch Kombination verschiedener methodischer Ansätze, u.a. durch Ableitung elektrischer Signale von vagalen Herzefferenzen sowie durch wechselweise selektive Ausschaltung vagaler und sympathischer Antriebe auf das Herz am Beispiel einer Reihe von Injektionsanaesthetika verschiedenster Herkunft nachzuweisen, daß die für sie charakteristischen Herzfrequenzeffekte Folge ihrer zentral-vagolytischen Wirkung, nicht jedoch reflektorischer oder peripher-vagolytischer Natur sind.

Primär machen Anaesthetika bewußtlos, d.h. sie dämpfen die Vigilanz. Trotzdem ist die Phänomenologie dessen, was wir unter Narkose verstehen, mannigfaltig. Warum wird „Narkose" bei einigen Anaesthetika von Tachykardien, bei anderen, wie speziell den Opiaten, von Bradykardien begleitet? Die Antwort auf diese für das Verständnis der Kreislaufumstellung und die Deutung von Kreislaufkomplikationen in Narkose wichtige Frage ist allem Anschein nach an die Aufklärung der Wirkung der Narkosemittel am Gehirn geknüpft.

Wer Freude hat an folgerichtigem Experimentieren und an kritischer, insbesondere selbstkritischer Erörterung der Ergebnisse, wird diese Schrift mit Gewinn lesen.

Aber auch diejenigen, die der Übertragbarkeit tierexperimenteller Beobachtungen auf die Verhältnisse am Menschen eher mit Skepsis begegnen, werden bei ihrer praktischen Tätigkeit die am Tier beobachteten Reaktionsmuster wiedererkennen und somit Gelegenheit haben, die Tragfähigkeit von Theorien in der Praxis zu überprüfen.

Möge die Schrift stimulieren und eine konstruktive Kritik auslösen!

Düsseldorf, Januar 1983 J.O. Arndt

Danksagung

Herrn Professor Dr. J.O. Arndt, Leiter der Abteilung für Experimentelle Anaesthesiologie der Universität Düsseldorf, gilt mein besonderer Dank für seine Unterstützung und seine zahlreichen Anregungen, die diese Arbeit in besonderem Maße geprägt haben.

Beim Experimentieren halfen mir anerkennenswerterweise die Mitarbeiter der Abteilung für Experimentelle Anaesthesiologie, Herr M. Krossa, Herr L. Samodelov, Frau E. Pütz, Frl. M. Wegner und insbesondere Frl. A. Nebert, die mir in unermüdlichem Einsatz zur Seite stand.

Herrn Professor Dr. M. Zindler, Direktor des Instituts für Anaesthesiologie der Universität Düsseldorf, sei für seine Beratung und Förderung herzlich gedankt.

Diese Arbeit wäre ohne finanzielle und personelle Unterstützung durch den Sonderforschungsbereich Kardiologie 30 der Deutschen Forschungsgemeinschaft nicht möglich gewesen.

Inhaltsverzeichnis

1	Einleitung	1
2	**Methode**	4
2.1	Präparation	4
2.2	Getestete Pharmaka	5
2.3	Versuchsablauf	7
2.4	Datenanalyse	8
3	**Ergebnisse**	9
3.1	Narkosedauer und chronotrope Wirkungen der untersuchten Pharmaka an wachen Katzen (Vorversuche) ...	9
3.2	Verhalten der kardioinhibitorischen vagalen Aktivität nach Injektion der Pharmaka	9
3.3	Chronotrope Wirkungen der Pharmaka unter verschiedenen Herzinnervationszuständen	18
3.4	Wirkungen der Pharmaka auf periphere vagale Neurone	21
4	**Methodenkritik**	23
5	**Diskussion**	27
6	**Zusammenfassung**	33
	Literatur	35

1 Einleitung

Die vorliegende Studie beschäftigt sich tierexperimentell mit der Frage der Herzfrequenzsteuerung in Narkose und zielt darauf zu erklären, warum z.B. bestimmte Narkosemittel wie die gebräuchlichen Injektionsanaesthetika starke Tachykardien auslösen (s. zusammenfassende Darstellung von Arndt und Zindler 1978), während umgekehrt bei Inhalationsnarkosen (Mahaffey et al. 1961; Göthert und Tuchida 1973; Ahlgren 1978) und insbesondere Opiatnarkosen (Tammisto et al. 1970; Laubie et al. 1974; Eisele et al. 1975; Graves et al. 1975; Liu et al. 1976; Reitan et al. 1978; Freye und Arndt 1979) teils starke Bradykardien auftreten. Diese Unterschiede in der Herzfrequenzantwort auf die Narkose sind jedem Anaesthesisten geläufig und Gegenstand von Überlegungen bei der Auswahl des geeignetsten Narkoseverfahrens. So wäre es sicher problematisch, wenn man bei einem Patienten mit eingeschränkter Koronarreserve den O_2-Bedarf des Herzens und damit die Koronardurchblutung durch Anwendung von tachykardwirkenden Narkosemitteln zusätzlich steigerte, oder wenn man umgekehrt bei Patienten mit bradykarden Rhythmusstörungen ein bradykardwirkendes Narkotikum anwendete. Schließlich ist die Beschäftigung mit der Herzfrequenzsteuerung in Narkose auch von generellem Interesse, wenn man daran denkt, daß Störungen des Herzrhythmus mit Herzstillständen auf der einen Seite und Herzflimmern auf der anderen Seite zu den gefürchtetsten Komplikationen der Narkose zählen.

Steht also die praktische Bedeutung des Herzfrequenzverhaltens in Narkose außer Frage, so ist interessant festzustellen, daß über die Ursachen der beschriebenen Unterschiede sowie über die ihnen zugrundeliegenden Mechanismen bislang nur Vermutungen, aber keine schlüssigen experimentellen Fakten vorliegen. Zwar wissen wir recht gut Bescheid über die Nebenwirkungen der Narkosemittel am Herzen, und es besteht kein Zweifel über ihre toxischen, negativ inotropen Nebenwirkungen am Myokard (Price und Helrich 1955; Mahaffey et al. 1961; Morrow et al. 1961; Dowdy und Kaya 1968; Goldberg et al. 1970; Fischer 1973; Fischer und Marquort 1977). Solche Nebenwirkungen direkter Art sind allerdings bei sachgerechter Anwendung der Narkosemittel relativ bedeutungslos. Was aber weit weniger beachtet wird und Gegenstand der eigenen Untersuchung ist, sind die vom Gehirn über das autonome Nervensystem laufenden Einflüsse auf das Herz. Vermutlich haben Kreislaufzwischenfälle in der Einleitungsphase von Narkosen eher hierin ihre Ursache als in den oben erwähnten toxischen Einflüssen auf das Myokard. Historisch gesehen wurden als Ursache solcher Zwischenfälle u.a. reflektorische Einflüsse auf das Herz verantwortlich gemacht; denn insbesondere bei Chloroform-Narkosen ließen sich die gefürchteten Bradykardien und Herzstillstände durch Unterbrechung der Vagusnerven im Experiment verhindern (Embley 1902; Shearer 1961), was u.a. dazu führte, eine Vagolyse durch Atropin als Prämedikation vorzuschreiben. Dieses „Reflexdenken" ist wohl auch die Ursache für die Vermutung, die Herzfrequenzänderungen in Narkose wären generell Ausdruck einer reflektorischen Antwort auf die durch Narkosemittel verursachten Änderungen der Kreislaufmechanik, eine Vorstellung, die, wie sich zeigen wird, weder durch Experimente bestätigt noch in der Lage ist, die zuvor besprochenen Unterschiede der Herzantwort auf Injektionsanaesthetika zu erklären. Diese traditionelle Vorstellung über die Reflexnatur der unter Narkose zu beobachtenden Herzfrequenzänderungen stellt in den Mittelpunkt der Debatte die oben erwähnten negativ inotropen Nebenwirkungen der Narkosemittel am Myokard und die Baroreflexe des arteriellen Hochdrucksystems, und es wird auf dieser Basis argumentiert, daß es primär nach Verabfolgung der Narkosemittel zu einer Verminderung des Schlagvolumens und damit des Herzzeitvolumens und infolge davon zu einem Abfall des Blutdrucks käme, der über Aktivierung der Baroreflexe zu einem reflektorischen Anstieg der Herzfrequenz und damit zur Normalisierung der Kreislaufverhältnisse führe (Coleman et al. 1972; Filner und Karliner 1976; Chamberlain et al. 1977; Patschke et al. 1977a).

Schon Thauer (1957) hat begründeten Zweifel an der Richtigkeit dieser Vorstellungen geäußert; denn gerade in Barbituratnarkose nimmt mit Dosiserhöhung die Herzfrequenz selbst dann noch zu, wenn durch die Narkose die Baroreflexe bereits völlig funktionslos sind. Eine derartige Kausalverknüpfung ist weiterhin auch deshalb unwahrscheinlich, weil die beiden großen Gruppen der Anaesthetika – die Inhalationsanaesthetika auf der einen und die Injektionsanaesthetika auf der anderen – alle negativ inotrop am Herzmuskel wirken (Price und Helrich 1955; Mahaffey et al. 1961; Morrow et al. 1961; Dowdy und Kaya 1968; Goldberg et al. 1970; Fischer 1973; Fischer und Marquort 1977) und in der überwiegenden Mehrzahl Blutdruckabfälle auslösen (s. zusammenfassende Darstellung von Price 1960; Arndt und Zindler 1978), dennoch aber stehen am intakten Organismus bei der ersten Gruppe Bradykardien, bei der zweiten dagegen Tachykardien im Vordergrund. Selbst in der Gruppe der Injektionsanaesthetika trifft man auf ähnliche Diskrepanzen; denn alle gebräuchlichen Pharmaka dieser Gruppe, wie Barbiturate (Bernhoff et al. 1972; Child et al. 1972; Coleman et al. 1972; Doenicke et al. 1974; Gams et al. 1975), Propanidid (Gunner et al. 1965; Bernhoff et al. 1972; Tsunawaki et al. 1973; Doenicke et al. 1974), Althesin (Child et al. 1971, 1972; Campbell et al. 1971; Savege et al. 1973; Soliman und Brindle 1976) und auch Ketamin (Kreuscher und Gauch 1967; Traber et al. 1970a, b; Savege et al. 1973; Lilburn et al. 1978) führen zu relativ starken Tachykardien, obwohl bei einigen wie den Barbituraten und Althesin Blutdruckabfälle bei gehemmten Baroreflexen auftreten (Douglas et al. 1950; Morrison et al. 1950; Bristow et al. 1969; MacKenzie et al. 1976), während auf der anderen Seite z.B. bei Ketamin Blutdruckanstiege bei vollerhaltenen Baroreflexen im Vordergrund stehen (Arndt und Mameghani 1980). Wenn demnach die unterschiedlichen Herzfrequenzantworten auf verschiedene Narkosemittel mit hoher Wahrscheinlichkeit nicht als reflektorisch bedingt zu deuten sind, muß die Aufmerksamkeit auf Unterschiede in den efferenten autonomen Antrieben auf das Herz gerichtet werden, was um so näherliegt, als alle Anaesthetika am isolierten Herzen, d.h. also unabhängig von nervalen Einflüssen bradykard wirken (Reynolds et al. 1970; Fischer 1973; Fischer und Marquort 1977).

Was nun die nervale Kontrolle der Herzfrequenz betrifft, hängt nach den vorherrschenden Vorstellungen das Herzfrequenzniveau vom Gleichgewicht efferent sympathischer und vagaler Herzantriebe ab, wobei physiologischerweise der Vagustonus gegenüber dem Symphathikustonus bei weitem im Vordergrund steht; denn während beim Mensch sowie beim Hund das denervierte Herz in Ruhe mit einer Frequenz von etwa 100 bzw. 120 Schläge/min schlägt (Ashkar 1966; Jose 1966; Beck et al. 1969), liegt der Ruhepuls bei etwa 60 bis 80, wobei der Herzfrequenzanstieg nach Vagolyse mit Atropin etwa zehnfach größer ist als der Frequenzabfall nach β-adrenerger Blockade (Robinson et al. 1966) und schließlich kommt es stets zu einer Bradykardie, wenn der Sympathikus und der Vagus gleichzeitig elektrisch gereizt wer-

Einleitung

den (Levy und Zieske 1969; Warner und Russel 1969) bzw. wenn das Herz pharmakologisch mit adrenergen und cholinergen Überträgersubstanzen Noradrenalin bzw. Acetylcholin stimuliert wird (Grodner et al. 1970). Durch diese Argumente wie auch die Tatsache, daß mit Ausnahme von Ketamin die überwiegende Zahl der Injektionsanaesthetika eine starke Hemmung des efferenten Sympathikus bewirkt (Millar et al. 1970; Skovsted et al. 1970; MacKenzie et al. 1976; Skovsted und Saphthavichaikul 1977), was offensichtlich nicht mit ihrer generell tachykarden Wirkung in Einklang zu bringen ist, wird zur Deutung des Herzfrequenzverhaltens in Narkose die Aufmerksamkeit auf den vagalen Herztonus gelenkt. Allerdings liegen zu dieser Frage bisher noch keine systematischen Untersuchungen vor, und es ist deshalb das Anliegen dieser Studie, die Wirkungen insbesondere der Injektionsanaesthetika auf den vagalen Herztonus zu analysieren. Unter der wohl zulässigen Annahme, daß die Spikeaktivitäten einzelner kardialer Vagusefferenzen (kardioinhibitorische Vagusfasern) als letzte gemeinsame Endstrecke zentraler Vagusantriebe das neurophysiologische Korrelat des vagalen Herztonus sind, wurde ihr Verhalten unter dem Einfluß verschiedener Injektionsanaesthetika unter Berücksichtigung des Blutdrucks untersucht und zudem die Herzfrequenzwirkung dieser Pharmaka bei gezielter und selektiver Blockade vagaler und sympathischer Herzefferenzen studiert, um eine Aussage über den Anteil der Vagustonusänderung für das Entstehen der chronotropen Wirkungen zu ermöglichen. Ferner wurde die Möglichkeit einer peripheren Vagolyse durch die untersuchten Pharmaka geprüft, weil die Analyse der Pharmakawirkung auf die Spikeaktivitäten der Vagusefferenzen Effekte an der letzten Schaltstelle der vagalen Übertragungskette nicht ausschließt.

Im einzelnen wird zu folgenden Fragen Stellung genommen:
1. Wie ändert sich die Aktivität kardioinhibitorischer Vagusfasern?
2. Sind die Änderungen der Aktivität der kardioinhibitorischen Vagusfasern zentralen oder reflektorischen Ursprungs durch Vermittlung der Baroreflexe?
3. Wie verhält sich die Herzfrequenz, wenn das Gleichgewicht zwischen kardialem Vagus- und Sympathikustonus durch wechselseitige Elimination gestört wird?
4. Wird die periphere vagale Übertragung durch die Pharmaka beeinflußt?

2 Methode

Die Ergebnisse stammen aus drei verschiedenen Versuchsserien an Katzen (2,0–4,2 kg KG) mit unterschiedlichen Zielen und notwendigerweise unterschiedlichen Versuchsansätzen.

Teil 1: Hier ging es um die Frage des Einflusses der Injektionsanaesthetika auf die Spikeaktivität funktioneller Einzelfasern des Halsvagus. Die Ergebnisse stammen von 50 Katzen. In diesen Versuchen war jedoch die Herzfrequenzreaktion nicht zu beurteilen, weil zum Zwecke der Faserpräparation die Vagusnerven durchtrennt werden mußten und weil zur absoluten Ruhigstellung für die Aktivitätsregistrierung die Tiere mit dem vagolytisch wirkenden Muskelrelaxans „Pancuronium" paralysiert werden mußten. Eine quantitative Beurteilung der Herzfrequenzreaktion auf die Narkosemittel war deshalb in dieser Versuchsserie nicht möglich.

Teil 2. Diese Versuche ergänzen die neurophysiologische Analyse und zielen auf die spezielle Analyse der Herzfrequenzeffekte der verschiedenen Injektionsanaesthetika bei wechselseitiger und selektiver Elimination vagaler bzw. sympathischer Herzefferenzen. Statt Pancuronium wurde in diesem und im 3. Teil der Studie Succinylcholin verwendet, weil letzteres keine Vagolyse hervorruft (näheres über Muskelrelaxans, s. Methodenkritik). Hier wurden 24 Katzen untersucht.

Teil 3: Mit diesen Versuchen sollte ein möglicher Angriff der untersuchten Pharmaka auf die periphere vagale Übertragung analysiert werden. Dazu wurden die Wirkungen der Pharmaka auf den Vagusreizeffekt auf die Herzfrequenz untersucht. Für diese Versuche wurden 7 Katzen verwendet.

2.1 Präparation

In allen Versuchen wurde die Präparation unter Halothan in N_2O/O_2 unter kontrollierter Beatmung (Starlingpumpe von Braun-Melsungen), d.h. Aufrechterhaltung einer massenspektrometrischen endexpiratorischen CO_2-Konzentration von 4 Vol.-% durchgeführt. Zur Registrierung des arteriellen Blutdrucks wurde von einer Femoralarterie aus ein Katheter in den Aortenbogen geschoben und an einen Durckwandler (Statham P 37 B) angeschlossen. Der Injektion der Pharmaka diente ein in den rechten Vorhof eingeführter Katheter. Das EKG wurde über Nadelelektroden von den Extremitäten abgeleitet und damit zur Ermittlung der Herzfrequenz ein Kardiotachometer angesteuert.

Im Teil 1 der Versuche wurde der rechte Halsvagus von einem Medianschnitt aus freigelegt, durchtrennt und das zentrale Vagusbündel zur Verhinderung der Austrocknung unter körperwarmem Paraffinöl mit Hilfe eines Operationsmikroskops in funktionelle Einzelfasern aufgefasert, deren Signale über bipolare Platin-Iridium-Elektroden abgeleitet wurden.

Die abgeleiteten Signale wurden mit einem konventionellen AC-Verstärker eigener Konstruktion (Eingangsbandbreite 30–35 000 Hz, Eingangsimpedanz 22 MΩ, Verstärkung 80 dB) verstärkt und parallel zur akustischen und optischen Identifizierung einem Lautsprecher (Grass AM 7 Audiomonitor) bzw. Oszillographen (Tektronix Typ 565) zugeführt. Nach Unterdrückung des Geräuschpegels mit einem sogenannten Spikeenhancer (Frederick Haer & Co.) wurden ferner die Spikes über einen Schmitt-Trigger zu Standardpulsen (5 Volt, 0,5 ms Dauer) geformt und deren Zahl mit einem Digitalzähler eigener Konstruktion als mittlere Entladungsrate (Spikes pro Zeiteinheit) in 2,5 oder 5 s Intervallen gezählt. Eine detaillierte Beschreibung über die Verarbeitung der Spikes findet sich bei Arndt et al. (1977).

In Anlehnung an Jewett (1964) wurden die kardioinhibitorischen Vagusefferenzen nach ihrem Verhalten auf eine temporäre Blutdruckerhöhung identifiziert. Dazu wurde allen Tieren von einer Femoralarterie aus ein Ballonkatheter (Fogarty biliary Nr. 5) in die thorakale Aorta vorgeschoben, womit es möglich war, durch definiertes Auffüllen des Ballons die Barorezeptoren im arteriellen Hochdrucksystem zu stimulieren und auf diese Weise eine reflektorische Aktivierung kardioinhibitorischer Vagusefferenzen auszulösen. Mit dieser einfachen Methode konnten, wie anderswo im Detail beschrieben wurde (Inoue et al. 1980), die kardioinhibitorischen Typ-A-Fasern identifiziert und von anderen nicht-kardialen Efferenzen, den sogenannten Typ-B- und Typ-C-Fasern differenziert werden. Die unterschiedliche Reaktion auf die gleiche Blutdruckerhöhung und die Differenzierungsmerkmale gehen aus Abb. 1 wie folgt hervor.

Typ A: Erhöhung des Blutdrucks führt zu einer Zunahme der Aktivität vagaler Efferenzen.
Typ B: Erhöhung des Blutdrucks vermindert die Aktivität vagaler Efferenzen.
Typ C: Erhöhung des Blutdrucks bleibt ohne Wirkung auf die Aktivität vagaler Efferenzen.

Im Teil 2 wurde nach linksseitiger Thorakotomie ein Katheter in den Herzbeutel eingenäht, um durch Einbringen von 2 ml 0,1%igem Procain (37 °C) den efferenten Vagus selektiv und reversibel zu blockieren (Pohl 1979). Für die kardiale Sympathikolyse, die als nichtreversibler Eingriff immer als letzte Untersuchung erfolgte, wurden das Ganglion stellatum sowie die oberen thorakalen Ganglien bis Th. 5 beiderseits vom Rücken freigelegt und exstirpiert.

Im Teil 3 wurden beide Vagusnerven von einem medialen Halsschnitt aus freigelegt, in ihrem mittleren Teil durchtrennt und an dem peripheren Stumpf des rechten Vagus Reizelektroden aus Kupferdrähten befestigt. Zur Verminderung der Austrocknung der Nerven wurden sie unter körperwarmem Paraffinöl gehalten.

2.2 Getestete Pharmaka

Es wurden die häufig verwendeten Injektionsanaesthetika Methohexital, Althesin, Ketamin und Etomidat untersucht. Methohexital ist ein N-methyliertes Oxybarbiturat und gehört zu den ultrakurzwirkenden Barbituraten. Das Steroidanaesthetikum Althesin enthält eine Kombination von zwei Pregnanedion-Derivaten, und zwar enthält 1 ml Althesin 9 mg Alfaxalon und 3 mg Alfadolon-21-acetat. Im Unterschied zu den anderen Pharmaka wird deshalb bei Althesin die Dosierung üblicherweise in Milliliter (ml) angegeben. Ketamin ist ein Phencyclidin-Derivat, bei dem im Gegensatz zu den Barbituraten und Althesin eine kreislaufstimulierende Wirkung im Vordergrund steht. Schließlich ist das neuentwickelte Hypnotikum Etomidat ein Abkömmling des Imidazol, das sich von den anderen drei hier zur Diskussion stehenden Pharmaka durch die auffallend geringen Kreislaufwirkungen in bezug auf

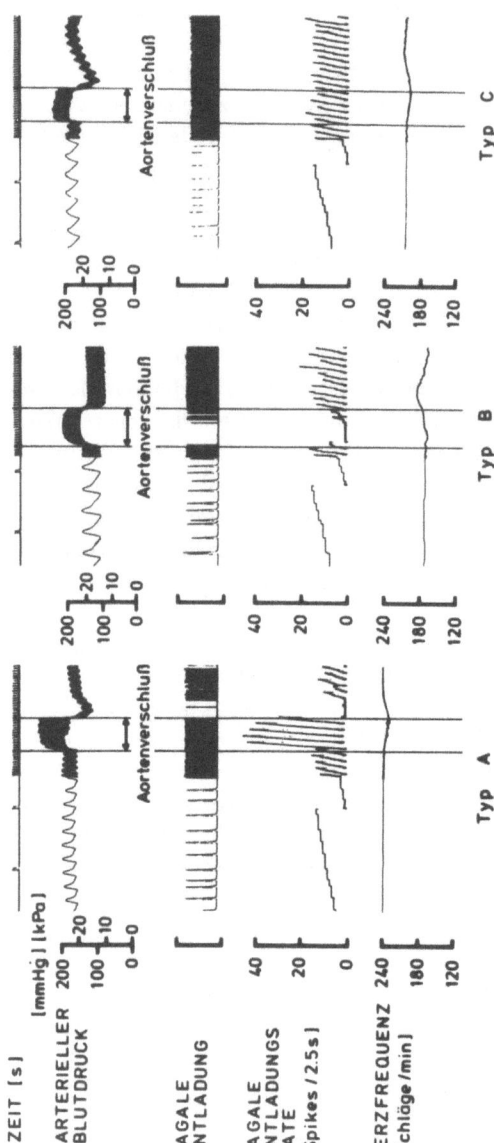

Abb. 1. Reaktionen der drei verschiedenen efferenten Vagusfasertypen auf künstliche Blutdruckerhöhung. Originalregistrierungen von Katzen unter Lachgasnarkose. Typ A erfaßt die efferenten Vagusfasern, deren Aktivität durch Blutdruckerhöhung ansteigt. Die Vagusfasern dieses Typs besitzen eine hemmende Wirkung auf das Herz und werden deshalb auch als kardioinhibitorische Efferenzen bezeichnet. Typ B bezeichnet die efferenten Vagusfasern, deren Aktivität durch Blutdruckanstieg abfällt. Efferente Vagusfasern vom Typ C bleiben in ihrer Aktivität durch Blutdruckanstieg unbeeinflußt

Blutdruck und Herzfrequenz auszeichnet (s. zusammenfassende Darstellung von Arndt und Zindler 1978).

In Vorversuchen wurden die Pharmaka hinsichtlich ihrer Narkosedauer und ihrer Effekte auf Herzfrequenz zunächst an wachen Katzen geprüft und nachgewiesen (s. Abb. 2 und Tabelle 1), daß die hier verwendeten Dosierungen Methohexital 2,0 mg/kg, Althesin 0,1 ml/kg, Ketamin 5,0 mg/kg und Etomidat 0,8 mg/kg als minimale Wirkdosen für dieses Versuchstier in Übereinstimmung mit der Literatur (Child et al. 1972; Skovsted und Sapthavichaikul 1977) als äquieffektiv hinsichtlich ihrer hypnotischen Wirkung anzusehen sind.

2.3 Versuchsablauf

Die eigentlichen Versuche wurden unter N_2O/O_2 (3:1)-Narkose vorgenommen, d.h. frühestens eine Stunde nach Ende der Präparation und Abschaltung der Halothan-Zufuhr sowie nach Stabilisierung der Kreislaufverhältnisse hinsichtlich Blutdruck und Herzfrequenz. Für die Relaxation wurden im 1. Teil Pancuronium (Initialdosis 0,2 mg/kg, Repetitionsdosis 0,1 mg/kg) und im 2. bzw. 3. Teil Succinylcholin (1 mg/kg) intermittierend i.v. verabreicht. Die geprüften Pharmaka wurden jeweils als Bolus innerhalb von 3 s in den rechten Vorhof injiziert.

Teil 1: Nach Auffinden einer kardioinhibitorischen Vagusfaser wurden deren Spikes abgeleitet und als Maß der efferenten Vagusaktivität ihre mittlere Entladungsrate (Spikes pro Zeiteinheit) bestimmt. Spikes, Analog-Signal der mittleren Entladungsrate, Blutdruck und Herzfrequenz wurden fortlaufend auf einem Multikanalschreiber (Beckman Typ RM Dynograph Recorder) bzw. auf Magnetband (Ampex SP 300 FM-DR Magnettape Recorder) registriert und ihr Verhalten im Zeitverlauf nach Injektion der Pharmaka zunächst unabhängig von den durch die Pharmaka verursachten Blutdruckänderungen beurteilt. Falls mehrere Pharmaka an einer Faser geprüft wurden, erfolgte die nächste Injektion erst dann, wenn sich alle Meßparameter mit den Kontrollwerten vor der Injektion deckten. Außerdem wurden die Pharmaka bei jedem Experiment in unterschiedlicher Sequenz appliziert. Im allgemeinen betrug der Abstand zwischen den Injektionen 45 min.

Um etwaige Blutdruckeffekte, nämlich die Effekte der Blutdruckabfälle auf die Faserreaktion, auszuschalten, wurde des weiteren die Faseraktivität nach Injektion der Pharmaka unter Verhinderung der Blutdruckabfälle verfolgt. Das war mit Hilfe eines in die thorakale Aorta vorgeschobenen Ballonkatheters möglich, mit dem durch geeignetes Auffüllen die nach Injektion der Pharmaka normalerweise auftretenden initialen Blutdruckabfälle verhindert wurden. Die Füllung des Ballons wurde dabei 30 s bis maximal 2 min gehalten.

Zur quantitativen Beurteilung der Pharmakawirkungen auf die kardioinhibitorischen Vagusfasern wurden ferner Druck-Aktivitätskennlinien für jede einzelne Faser vor und 2 min nach der Injektion abgeleitet. Dazu wurde der Blutdruck jeweils mit Hilfe des Ballonkatheters in der Aorta auf drei verschiedene Druckniveaus eingestellt und die Drücke den entsprechenden Entladungsraten der kardioinhibitorischen Vagusfasern zugeordnet.

Zusätzlich wurde auch das Verhalten von nicht-kardialen Vagusefferenzen, der Fasertypen B bzw. C, auf jedes Pharmakon untersucht und mit den Ergebnissen von den kardioinhibitorischen Typ-A-Fasern zum Vergleich zusammengestellt. Zu diesem Zweck wurde die Faserreaktion je nach dem Ergebnis als Aktivierung, Hemmung oder keine Änderung gewertet.

Teil 2: In dieser Studie erhielt jedes Tier unter fortlaufender Herzfrequenz- und Blutdruck-Registrierung nacheinander dreimal dasselbe Pharmakon, nämlich unter intakter Herzinnervation, unter kardialer Vagusblockade und schließlich nach kardialer Sympathikolyse, wobei in der Reihenfolge die ersten beiden Untersuchungen immer vor der kardialen Sympathikolyse und abwechselnd vorgenommen wurden. Um Herzfrequenzeffekte seitens des Succinylcholins weitgehend auszuschalten, erfolgte die Injektion immer erst dann, wenn wenigstens 5 min seit der letzten Succinylcholin-Gabe vergangen waren. Zwischen den Injektionen lag ein Zeitraum von mindestens 15 min.

Teil 3: Das periphere Ende des rechten Vagus wurde mit einem Stimulator (Grass S 88) über eine Isolationseinheit (Grass SIU 5) mit 4 Hz, 0,5 ms Dauer bei supramaximalen Spannungen von 8 bis 28 Volt gereizt, um auf diese Weise die Herzfrequenz durch Erhöhung des Vagustonus niedrigzuhalten. Hatte sich die Herzfrequenz auf ein konstantes niedrigeres Niveau eingestellt, wurden die Pharmaka nach üblicher Weise injiziert und die Herzfrequenzeffekte im Zeitverlauf unter anhaltender Vagusreizung verfolgt.

2.4 Datenanalyse

Für die Darstellung der Zeitverläufe der mittleren Entladungsrate von den kardioinhibitorischen Vagusfasern und des arteriellen Mitteldrucks unter den geprüften Pharmaka wurden einzelne Beispiele, deren Parameter in prozentualen Änderungen dargestellt wurden, angegeben, um die Versuche mit und ohne initialen Blutdruckabfall zum Vergleich getrennt zu zeigen. Da es für das Ergebnis der weiteren Verläufe gleichgültig war, ob der Blutdruck unmittelbar nach der Injektion der Pharmaka kurzfristig abfiel oder ob der Druckabfall durch Auffüllen des intraaortalen Ballons verhindert wurde, erschien es gerechtfertigt, die Druck-Aktivitätskennlinien beider Versuchsserien in Mittelwerten mit ihren Standardabweichungen gemeinsam darzustellen, wobei die Kennlinien vor und 2 min nach der Injektion der Pharmaka miteinander verglichen wurden. Für die Analyse der Reaktion der verschiedenen Fasertypen erfolgte eine qualitative Auswertung. Aus den anderen Versuchen (Teil 2 und Teil 3) wurden die Ergebnisse als Mittelwerte mit ihren Standardabweichungen errechnet.

Zur statistischen Analyse wurde der Student-t-Test für gepaarte Daten zwischen Ausgangswerten und jedem Wert nach Gabe eines Pharmakons angewendet, sofern Reaktionen am gleichen Tier verglichen wurden, jedoch der Student-t-Test für ungepaarte Daten, wenn zwei verschiedene Versuchskollektive betrachtet wurden. Bei beiden Testen wurde das 5%-Niveau als Signifikanzgrenze zugrundegelegt.

3 Ergebnisse

3.1 Narkosedauer und chronotrope Wirkungen der untersuchten Pharmaka an wachen Katzen (Vorversuche)

Zunächst war es erforderlich, die adäquaten Dosierungen der geprüften Pharmaka zu ermitteln. Deshalb wurde die Narkosedauer wie auch die Herzfrequenzwirkung jedes Pharmakons an wachen, nicht prämedizierten Katzen nach intravenöser Injektion geprüft.

Die hier benutzten Dosierungen (Methohexital 2,0 mg/kg, Althesin 0,1 ml/kg, Ketamin 5,0 mg/kg und Etomidat 0,8 mg/kg) erwiesen sich als äquieffektiv in ihren hypnotischen Wirkungen. In den angegebenen Dosierungen schliefen alle Tiere innerhalb 5–25 s ein, und die Narkosedauer betrug ca. 4–6 min, wenn das Wiederauftreten der Stellreflexe, d.h. die Fähigkeit der Tiere, den Kopf zu heben und im Schwerefeld der Erde zu orientieren, als Kriterium benutzt wurde (Tabelle 1).

Die Herzfrequenz stieg innerhalb 30 s nach Injektion von Methohexital und Althesin um mehr als 40 Schläge/min stark an, um innerhalb der folgenden 10 min wieder abzufallen (Abb. 2). Unter Ketamin verlief der Herzfrequenzanstieg protrahiert und erreichte erst nach 1 min ein Maximum von mehr als 20 Schlägen/min über den Ausgangswert. Bis auf eine passagere Tachykardie während der ersten Minute nach Injektion hatte Etomidat keine gerichteten Herzfrequenzeffekte. Die verwendeten Dosierungen sind also an wachen Katzen in ihren hypnotischen Wirkungen äquieffektiv und lösen mit Ausnahme von Etomidat eine Tachykardie aus.

Tabelle 1. Narkosedauer (Zeit bis zum Aufheben des Kopfes) der untersuchten Pharmaka an wachen Katzen

	Methohexital (2,0 mg/kg)	Althesin (0,1 ml/kg)	Ketamin (5,0 mg/kg)	Etomidat (0,8 mg/kg)
Zeit (min)	3,9 ± 0,6 N = 8	4,8 ± 0,5 N = 8	5,8 ± 1,1 N = 8	4,9 ± 0,7 N = 7

3.2 Verhalten der kardioinhibitorischen vagalen Aktivität nach Injektion der Pharmaka

Im allgemeinen war es sehr schwierig, kardioinhibitorische Vagusfasern im Halsvagus zu finden, weil die Fasern sehr vulnerabel sind. Von insgesamt 58 Katzen, bei denen die Spikeaktivität funktioneller Einzelfasern des efferenten Vagus erfolgreich registriert werden konn-

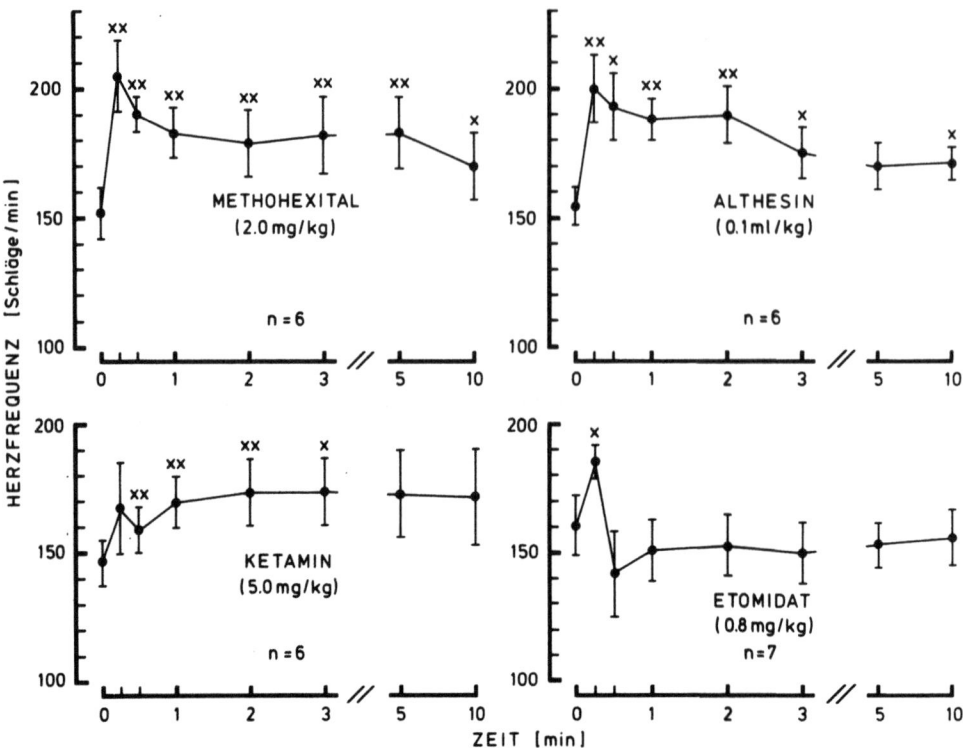

Abb. 2. Herzfrequenz nach intravenöser Injektion der Pharmaka an wachen Katzen. Mittelwerte mit ihren Standardabweichungen von je 6 bzw. 7 Katzen. Signifikanztest zwischen dem Ausgangswert und jedem Meßwert. x = 2p < 0,05, xx = 2p < 0,01. Methohexital, Althesin und Ketamin lösten Tachykardien aus. Dagegen hatte Etomidat außer einen vorübergehenden Anstieg der Herzfrequenz unmittelbar nach Injektion keine systematischen Herzfrequenzwirkungen

te, ließen sich nur 26 Fasern von 22 Katzen den kardioinhibitorischen Vagusfasern zuordnen, von denen 19 Fasern von 18 Katzen analysiert werden konnten, während bei 7 Fasern die Aktivität nicht genügend lange erhalten blieb, um an ihnen den Einfluß der Pharmaka studieren zu können.

Die Analyse der Pharmakawirkungen wurde also an insgesamt 19 kardioinhibitorischen Vagusfasern vorgenommen, deren Aktivität von Methohexital, Althesin und Ketamin ausnahmslos gehemmt wurde. Wie nämlich anhand der Originalregistrierungen zu ersehen ist (Abb. 3), nimmt die vagale Entladungsrate, d.h. die Anzahl der pro Zeiteinheit gefeuerten efferenten Spikes, nach der Injektion der Pharmaka deutlich ab, was auch in der verminderten Spikedichte (Registrierung der vagalen Entladung) zum Ausdruck kommt. Diese Hemmeffekte sind bei Methohexital und Althesin besonders stark und setzen unmittelbar nach Injektion ein, während sich die Wirkung des Ketamins verzögert entwickelt und bei Etomidat am wenigsten ausgeprägt ist.

Da die Entladung der kardioinhibitorischen Vagusfasern mit Blutdruckanstieg reflektorisch zu-, mit Blutdruckabfall hingegen abnimmt, fragt es sich natürlich in Anbetracht der kurzfristigen Blutdruckabfälle im Anschluß an die Injektion, ob und wieweit die Effekte druckbedingt sind. Daß aber der initiale Blutdruckabfall vermutlich keine wesentliche Rolle

Verhalten der kardioinhibitorischen vagalen Aktivität

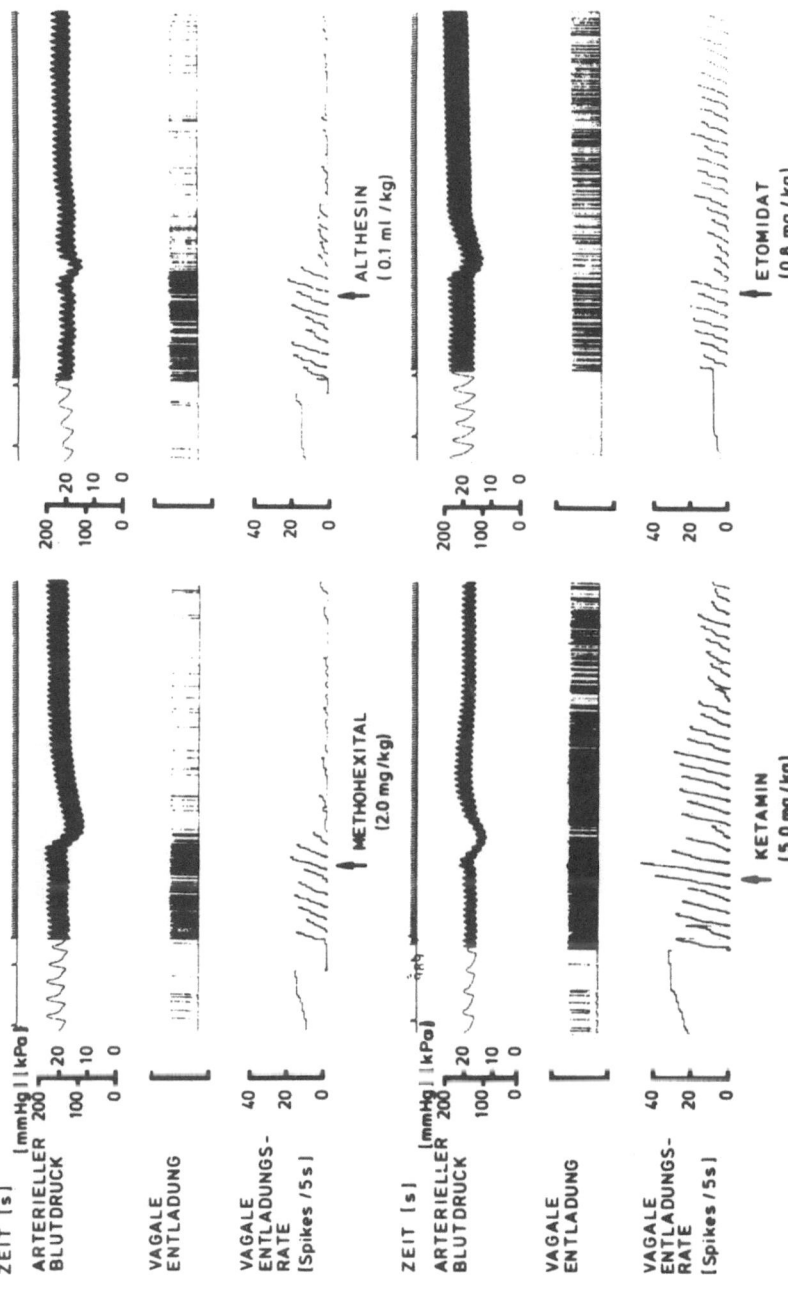

Abb. 3. Hemmeffekte der Pharmaka auf die Entladungsrate der kardioinhibitorischen Vagusfasern. Originalregistrierungen von 4 Katzen unter Lachgasnarkose. Die vagale Entladungsrate nahm unmittelbar nach intravenöser Injektion von Methohexital und Althesin stark ab. Unter Ketamin trat die Hemmwirkung verzögert ein. Bei Etomidat war die Hemmung am wenigsten ausgeprägt

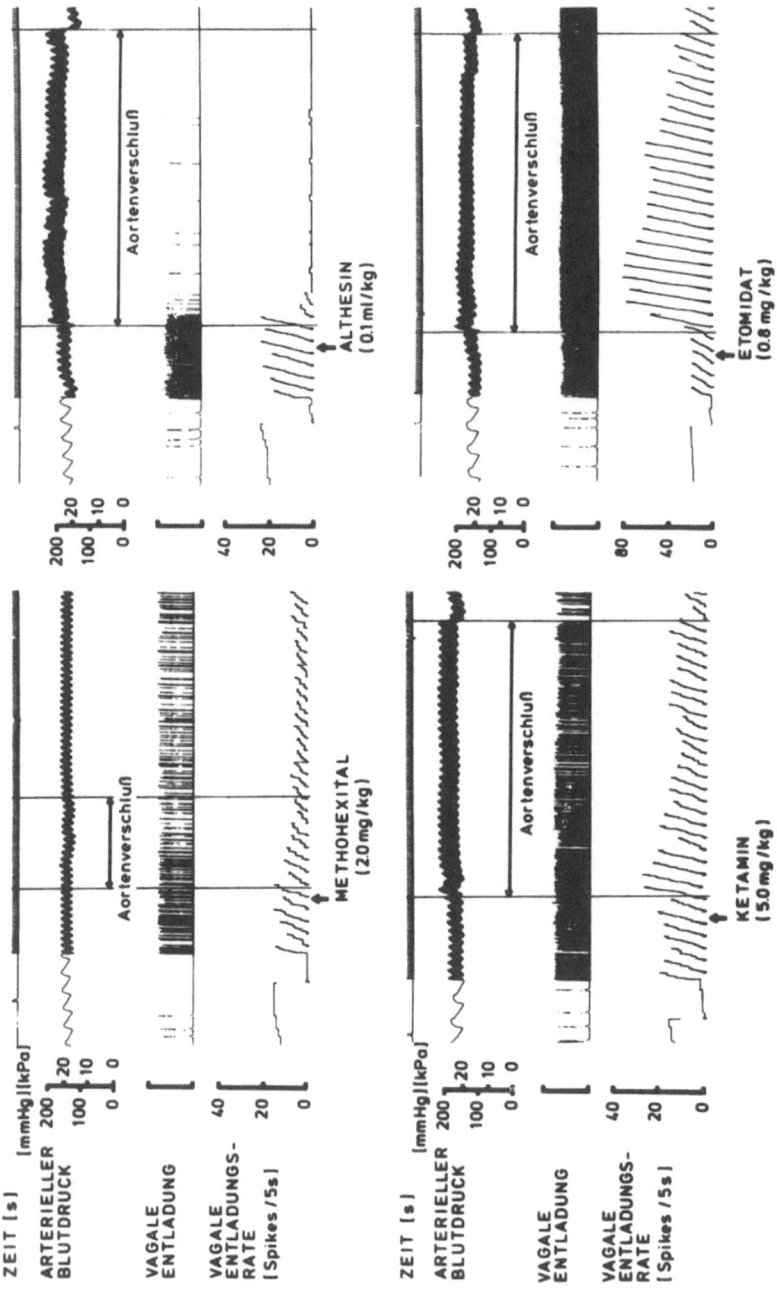

Abb. 4. Effekte der Pharmaka auf Entladungsrate der kardioinhibitorischen Vagusfasern bei konstant gehaltenem oder leicht erhöhtem Blutdruck. Originalregistrierungen von 3 Katzen unter Lachgasnarkose. Hier wurde der unmittelbar nach intravenöser Injektion der Pharmaka auftretende Blutdruckabfall durch definierte Entfaltung eines intraaortalen Ballons verhindert. Trotzdem kam es bei Methohexital, Althesin und Ketamin zu einer Hemmung der vagalen Aktivität. Dagegen trat unter Etomidat eine Aktivierung parallel zum leicht erhöhten Blutdruck hervor. Die Hemmung kardioinhibitorischer Efferenzen ist also unabhängig vom Blutdruck und setzt sich selbst gegenüber erhöhten Blutdrücken durch, die normalerweise diese Efferenzen aktivieren

spielt, erkennt man schon an der trotz Drucknormalisierung anhaltenden Entladungshemmung. Die Richtigkeit dieser Vermutung wird schließlich durch die Versuche in Abb. 4 unterstrichen. Hier wurde durch definierte Entfaltung eines in der thorakalen Aorta befindlichen Ballons der initiale Blutdruckabfall verhindert, und trotzdem tritt die Hemmung der kardioinhibitorischen vagalen Aktivität zu Tage. Bei Althesin und Ketamin kommt es sogar bei erhöhtem Blutdruck zu einer Hemmung der vagalen Aktivität. Das ist beachtenswert, weil Blutdruckerhöhungen normalerweise reflektorisch eine starke Aktivierung der vagalen Herzefferenzen auslösen, wie sie übrigens unter Etomidat in Abb. 4 deutlich hervortritt. Die vagale Hemmung durch Methohexital, Althesin und Ketamin ist also so stark, daß sie sich selbst gegenüber stark exzitatorischen Reflexeffekten durchsetzt.

Die Unabhängigkeit des Effektes vom Blutdruckniveau bestätigt sich auch, wenn man die vagale Aktivität im Zeitverlauf bei Versuchen mit und ohne Konstanterhaltung des Blutdrucks in Abb. 5 betrachtet. Gleichgültig nämlich, ob der initiale Blutdruckabfall verhindert wurde oder nicht, fällt die Entladungsrate nach Injektion von Methohexital und Althesin sofort, bei Ketamin etwas verzögert ab, während wiederum bei Etomidat die Wirkung mit teils starker Aktivierung, teils geringfügiger Hemmung, unterschiedlich ist. Die relative Geringfügigkeit der Hemmwirkung von Etomidat kommt dann besonders zum Ausdruck, wenn man berücksichtigt, daß bei Methohexital und Althesin in einer großen Zahl von Versuchen innerhalb der ersten 5 min nach der Injektion die Vagusaktivität praktisch völlig erloschen ist, um erst danach allmählich innerhalb der folgenden 15 bis 30 min wieder auf die Ausgangswerte zurückzukehren.

Hinzuweisen ist hier übrigens noch einmal auf den unterschiedlichen Zeitverlauf des Einsetzens der Hemmung, die bei Methohexital und Althesin innerhalb der ersten Minute, bei Ketamin jedoch erst nach 2 min voll entwickelt ist. Diese Unterschiede im initialen Zeitverlauf wie auch die Tatsache, daß die initialen Blutdruckabfälle innerhalb der ersten Minute schon normalisiert waren, gaben Anlaß, den Vergleich der Effekte auf der Grundlage der Werte 2 min nach Injektion der Pharmaka vorzunehmen.

Die Unabhängigkeit der beschriebenen Hemmwirkungen vom Blutdruckniveau ließ sich aber auch unter einem anderen Blickwinkel, nämlich durch den Vergleich sogenannter Druck-Aktivitätskennlinien für die kardioinhibitorischen Efferenzen nachweisen. Die Ermittlung solcher Kennlinien sowie ihr Verhalten unter Einwirkung eines Anaesthetikums sei anhand der Abb. 6 erläutert. Erhöht man, ausgehend von einem bestimmten Blutdruck, das Druckniveau durch Ballon-Okklusion der Aorta, dann wird die vagale Entladungsrate auf reflektorischem Weg erwartungsgemäß erhöht, und sie fällt nach Freigabe der Okklusion entsprechend dem jetzt erniedrigten Druckniveau unter die Ausgangswerte deutlich ab. Wiederholt man diesen Versuch 2 min nach der Injektion eines Anaesthetikums, also zum Zeitpunkt seiner maximalen Wirkung (in diesem Beispiel für Ketamin), dann ist deutlich zu erkennen, daß für vergleichbare Druckniveaus die vagale Entladungsrate deutlich niedriger ist als vor der Injektion. Ordnet man schließlich den induzierten Blutdruckniveaus die ihnen entsprechenden Entladungsraten zu, dann resultieren für dieses Beispiel die in Abb. 7 dargestellten Druck-Aktivitätskennlinien. Als Ausdruck der starken Hemmung ist die Kennlinie unter Ketamin in bezug auf die Kontrolle zur niedrigen Aktivität verlagert, d.h. für jedes Druckniveau ist die Aktivität unter Ketamin deutlich niedriger als unter Kontrollbedingungen.

Die zusammenfassende Darstellung in Abb. 8 verdeutlicht die Übereinstimmung der Reaktion für jedes einzelne Pharmakon wie auch die unterschiedliche Wirkung insbesondere von Etomidat. Während nämlich Methohexital, Ketamin und besonders stark Althesin die

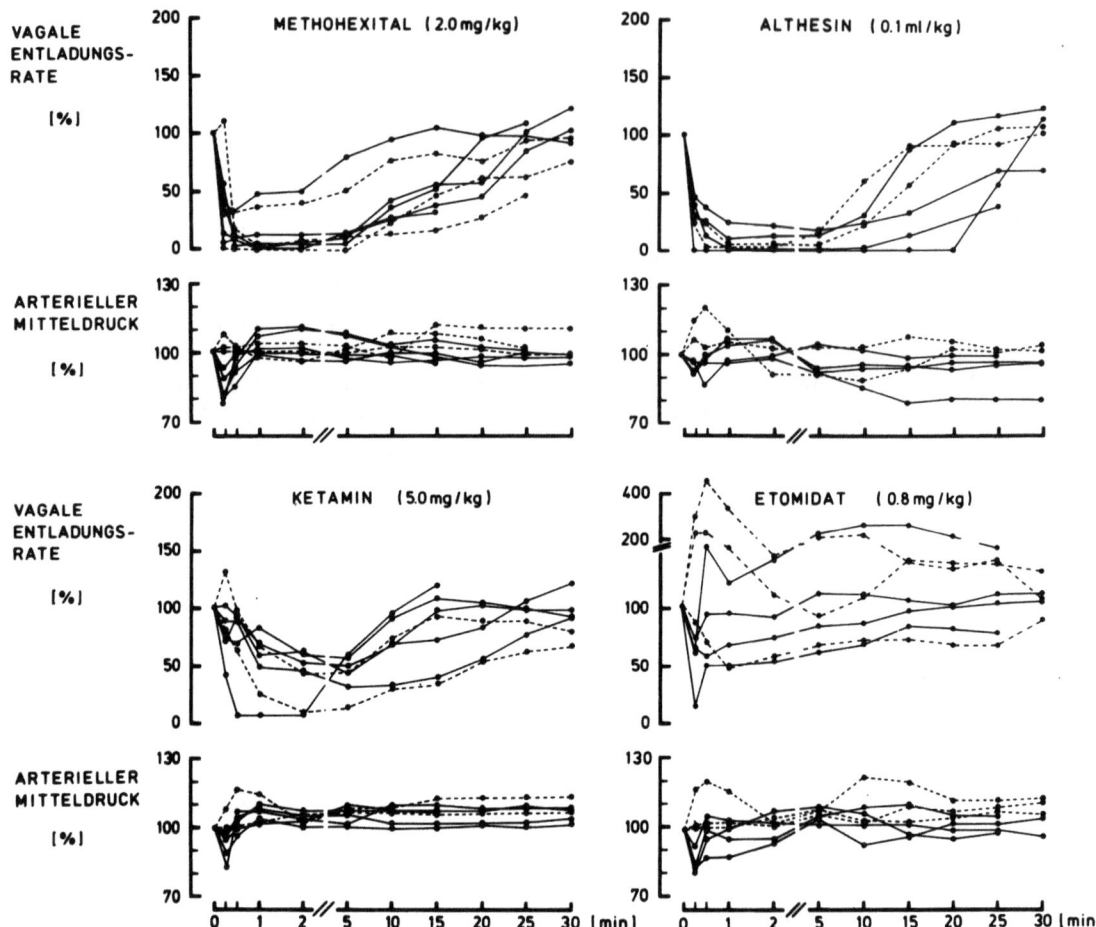

Abb. 5. Zeitverläufe der Entladungsrate der kardioinhibitorischen Vagusefferenzen und des arteriellen Mitteldrucks unter den Pharmaka, dargestellt an Einzelbeispielen. Durchgezogene Linie: Verlauf mit initialem Blutdruckabfall nach intravenöser Injektion. Unterbrochene Linie: Der unmittelbar nach intravenöser Injektion auftretende Blutdruckabfall wurde durch Aufblasen eines intraaortalen Ballons verhindert. Zu beachten ist, daß die Aktivität kardioinhibitorischer Vagusefferenzen durch Methohexital, Althesin und Ketamin unabhängig von initialen Blutdruckänderungen stets gehemmt wurde. Nach Gabe von Etomidat waren die Änderungen in der Aktivität variabel

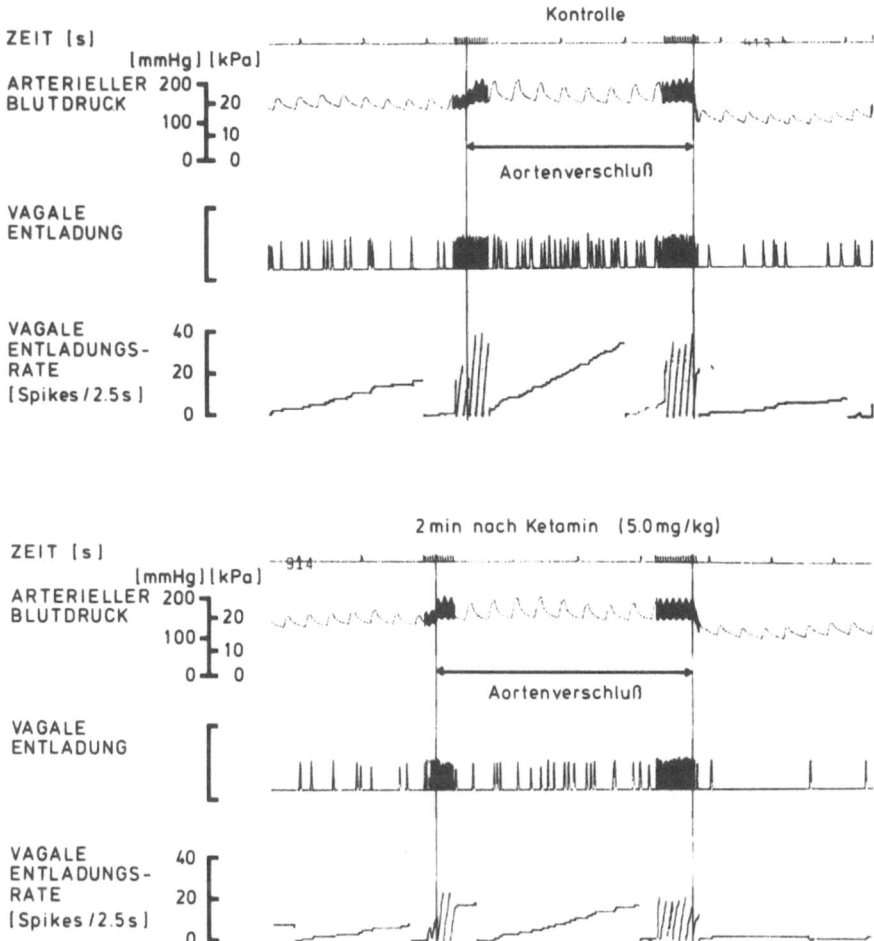

Abb. 6. Effekte der Blutdruckänderung auf die Entladungsrate einer kardioinhibitorischen Vagusfaser während der Kontrolle und 2 min nach intravenöser Injektion von Ketamin. Originalregistrierungen von einer Katze unter Lachgasnarkose. Die Entladungsrate nahm während des Aufblasens des intraaortalen Ballons sowohl in der Kontrolle als auch unter Ketamin zu und wurde nach Ablassen des Ballons mit dem Blutdruckabfall niedriger. Zu beachten ist, daß die vagalen Entladungsraten unter Ketamin an allen Blutdruckbezugspunkten gegenüber der Kontrolle erniedrigt sind, obwohl sich die Blutdruckniveaus unter Ketamin gegenüber denen in der Kontrolle kaum änderten

Druck-Aktivitätskennlinien als Ausdruck ihrer zentral vagolytischen Wirkungen unter Abflachung nach niedrigen Aktivitäten verlagern, decken sich demgegenüber die Kurven unter dem Einfluß von Etomidat als Zeichen seiner fehlenden Wirkung vor und nach Applikation vollständig. Die unter Methohexital und Althesin besonders ausgeprägte Abflachung der Kennlinien weist übrigens auf eine zusätzliche Hemmung der Baroreflexe hin; denn offensichtlich lösen die ballon-induzierten Druckänderungen als Hinweis auf die verminderte Reflexempfindlichkeit unter dem Einfluß dieser Anaesthetika geringere reflektorische Aktivitätsänderungen als vorher aus.

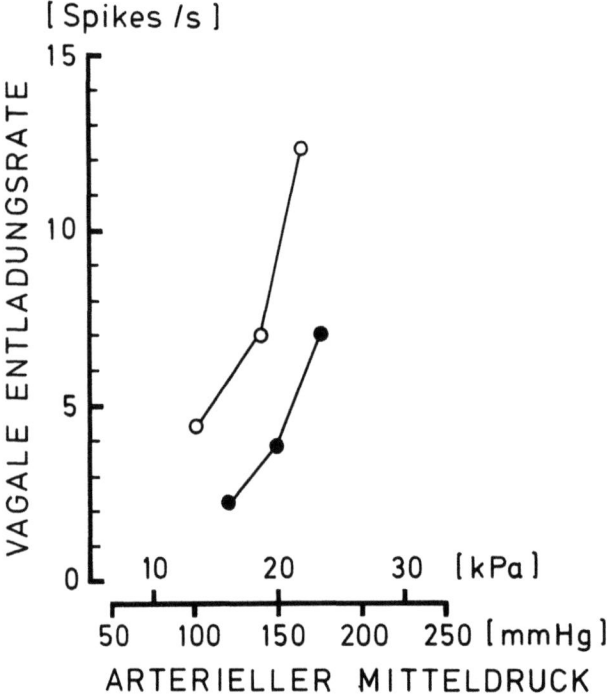

Abb. 7. Druck-Aktivitätskennlinien von der in der Abb. 6 dargestellten Faser. Blutdruckbezugspunkte sind diejenigen vor, während und nach Aufblasen des intraaortalen Ballons. Die Druck-Aktivitätskennlinie wurde 2 min nach intravenöser Injektion von Ketamin nach niedriger Aktivität verlagert, d.h. die Hemmung der kardioinhibitorischen vagalen Aktivität ist unabhängig vom Blutdruck

Schließlich erlaubt die Analyse der Kennlinien auch Aussagen über die Stärke der zentralen Vagushemmung. Ihr Ausmaß läßt sich aus der relativen Lage der Kurven zueinander quantitativ ausdrücken. Interessant sind hier vor allem die mittleren Kurvenabschnitte, d.h. die Spikeaktivitäten bei den jeweiligen, nicht durch Ballon-Manipulationen veränderten Druckniveaus. Für diesen Bereich errechnen sich in bezug auf die Kontrollaktivitäten vor Injektion der Pharmaka Abnahmen der Aktivitäten um 90, 73 bzw. 55% für Althesin, Methohexital bzw. Ketamin. Demnach ist die druckunabhängige, zentrale Hemmung kardioinhibitorischer Vagusefferenzen für äquipotente hypnotische Dosierungen für die verschiedenen Injektionsanaesthetika äußerst unterschiedlich und zwar stellen Althesin und Methohexital das eine, das wirkungslose Etomidat das andere Extrem dar, während Ketamin einen mittleren Rang einnimmt. Man muß also erwarten — und diese Erwartung wird sich im Abschnitt 3.3 bestätigen —, daß bei vergleichbarer hypnotischer Dosierung auch die Herzfrequenzeffekte unterschiedlich stark sind.

Soweit wurden nur die kardioinhibitorischen Vagusfasern betrachtet. Da aber der Vagus nicht nur kardioinhibitorische Fasern, sondern auch Efferenzen zu anderen Organen führt, stellt sich die Frage, ob und wie die Pharmaka die Aktivität solcher nicht-kardialen Efferen-

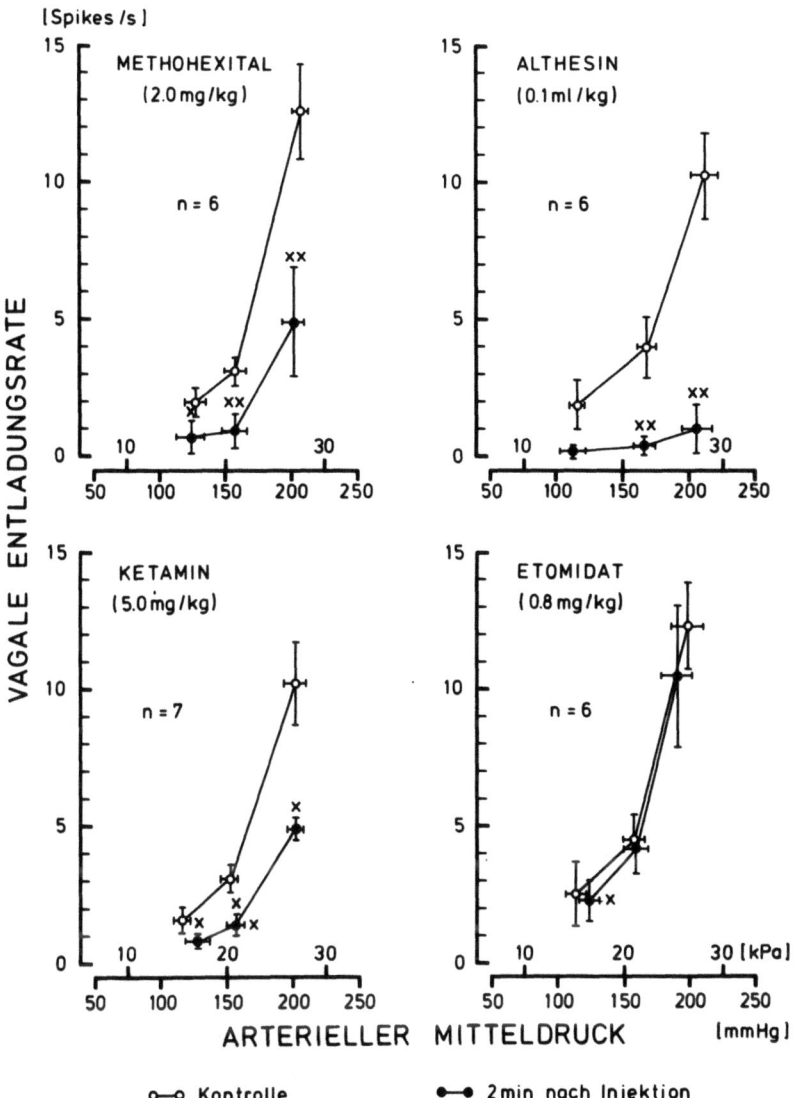

Abb. 8. Zusammenfassende Darstellung der Druck-Aktivitätskennlinien während der Kontrolle und 2 min nach intravenöser Injektion. Mittelwerte und ihre Standardabweichungen von je 6 bzw. 7 Katzen. Signifikanztest zwischen Kontrolle und 2 min nach Injektion. x = 2p < 0,05, xx = 2p < 0,01. Unter Methohexital, Althesin und Ketamin wurden die Druck-Aktivitätskennlinien nach niedriger Aktivität verlagert. Die Kurvensteilheiten nahmen als Ausdruck der verminderten Empfindlichkeit der Baroreflexe unter Methohexital und Althesin ab. Etomidat veränderte weder die Lage noch die Steilheit der Kennlinie. Das Niveau des zentralen vagalen Herztonus nimmt also, außer bei Etomidat, ab und zusätzlich wird durch Methohexital und Althesin seine druckabhängige Modulierbarkeit über die Baroreflexe vermindert

zen beeinflussen. Dabei ergaben sich nach der Zusammenstellung in Tabelle 2 bemerkenswerte Unterschiede insofern, als Methohexital und Althesin möglicherweise als Ausdruck einer generellen Hemmung zentraler vagaler Neurone auch andere Efferenzen überwiegend hemm-

Tabelle 2. Wirkungen der Pharmaka auf die Aktivität der verschiedenen Fasertypen

Typ der Faser		Methohexital (2,0 mg/kg)	Althesin (0,1 ml/kg)	Ketamin (5,0 mg/kg)	Etomidat (0,8 mg/kg)
A	Hemmung	8/8	6/6	7/7	3/7
	Aktivierung	–	–	–	3/7
	Keine Änderung	–	–	–	1/7
B	Hemmung	5/5	3/3	2/4	2/4
	Aktivierung	–	–	1/4	2/4
	Keine Änderung	–	–	1/4	–
C	Hemmung	11/16	12/17	3/13	4/11
	Aktivierung	–	–	3/13	2/11
	Keine Änderung	5/16	5/17	7/13	5/11

Typ A: Erhöhung des Blutdrucks führt zu einer Zunahme der Aktivität (kardioinhibitorische Efferenzen)
Typ B: Erhöhung des Blutdrucks vermindert die Aktivität
Typ C: Erhöhung des Blutdrucks bleibt ohne Wirkung auf die Aktivität

ten, während insbesondere Ketamin trotz seiner einheitlich hemmenden Wirkung auf die kardioinhibitorischen Efferenzen (Typ-A-Fasern) an einem Teil der nicht-kardialen Fasern entweder keine Effekte hatte oder sogar eine aktivierende Wirkung hervorbrachte. Die Reaktionen der nicht-kardialen Fasern auf Etomidat deckten sich weitgehend mit den kardioinhibitorischen, als hier wie dort unsystematische Effekte zu konstatieren sind.

Bei Ketamin ist also die Reaktion kardialer und nicht-kardialer Vagusefferenzen als Hinweis auf eine Organspezifität qualitativ unterschiedlich, Methohexital und Althesin scheinen vagale Neurone generell zu hemmen, während Etomidat offensichtlich keine systematische Wirkung auf vagale Neurone ausübt.

Doch ungeachtet der beschriebenen Unterschiede in den Reaktionen nicht-kardialer Vagusfasern ist insgesamt festzustellen, daß mit Ausnahme von Etomidat die hier zur Diskussion stehenden Anaesthetika bei äquieffektiver hypnotischer Wirkung die zentralnervösen vagalen Antriebe auf das Herz unabhängig von Blutdruckänderungen unterschiedlich stark hemmen.

3.3 Chronotrope Wirkungen der Pharmaka unter verschiedenen Herzinnervationszuständen

Die über das ZNS vermittelte Hemmung der vagalen Antriebe auf das Herz durch die hier untersuchten Anaesthetika steht also nach den vorausgegangenen Erörterungen außer Frage. Allerdings ließ sich mit dem oben benutzten Versuchsansatz ihre Beziehung zur Herzfrequenz nicht sichtbar machen, weil nämlich aus methodischen Gründen (s. Methodenkritik) die efferenten Antriebe auf das Herz nicht wirksam werden konnten. Einerseits wurde nämlich einhergehend mit der Faserpräparation der rechte Vagus durchtrennt und andererseits wurden auch die muscarinergen Rezeptoren durch das Muskelrelaxans „Pancuronium", das zur Ermöglichung der diffizilen Ableitung der Spikes zur absoluten Ruhigstellung der Tiere benutzt wurde, blockiert. Es kam deshalb im weiteren darauf an, die Bedeutung zentralnervöser vagaler Einflüsse auf das Herzfrequenzverhalten zu dokumentieren und dabei durch wechselweise Ausschaltung vagaler (perikardiale Lokalanaesthesie) bzw. sympathischer (Durchtrennung der entsprechenden Wurzeln von Th1 bis Th5) Antriebe beide Komponenten voneinander zu trennen. Als ausschließlicher Vermittler der Herzfrequenzwirkung kommt nach Ergebnissen dieser Versuche, die im Zeitverlauf in Abb. 9 zusammengestellt wurden, der Vagus in Frage. Zunächst traten unter den gegebenen Bedingungen (Lachgas-

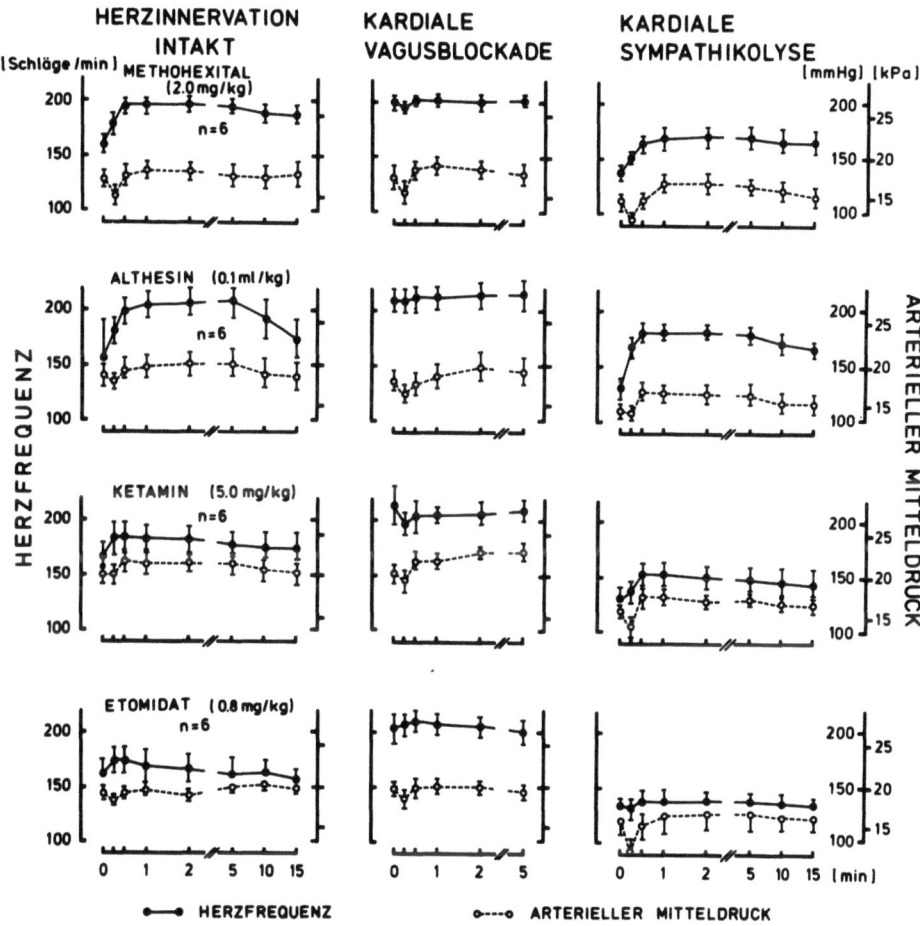

Abb. 9. Herzfrequenz und arterieller Mitteldruck unter den Injektionsanaesthetika bei intakter Herzinnervation, kardialer Vagusblockade und kardialer Sympathikolyse. Mittelwerte mit ihren Standardabweichungen von je 6 Katzen. Methohexital, Althesin und Ketamin verursachten eine Tachykardie sowohl bei intakter Herzinnervation als auch bei kardialer Sympathikolyse, aber nicht bei kardialer Vagusblockade, d.h. also die positiv chronotropen Wirkungen traten nur unter erhaltenen vagalen Antrieben auf. Unter Etomidat wurden keine eindeutigen Herzfrequenzänderungen beobachtet

narkose, Muskelrelaxation mit Succinylcholin, kontrollierte Beatmung) bei intakter Herzinnervation vergleichbare Herzfrequenzreaktionen auf, wie sie zuvor auch am wachen Tier (vergleiche Abb. 2) beobachtet wurden, nämlich starke Tachykardien bei Methohexital und Althesin, weniger starke bei Ketamin und im Mittel keine Änderung unter Etomidat. Diese Herzfrequenzeffekte wurden praktisch vollständig unterdrückt, wenn die Injektion unter anhaltender Blockade vagaler Herzefferenzen wiederholt wurde, sie traten aber in gleicher Stärke wieder hervor, sofern bei erhaltenen vagalen Antrieben auf das Herz nur die sympathischen Herzefferenzen ausgeschaltet wurden.

Dieser Unterschied wird besonders aus der Gegenüberstellung der Herzfrequenzeffekte unter den drei Innervationszuständen deutlich (Abb. 10). Hier wurden die Herzfrequenzänderungen nach Injektion der Pharmaka gegenüber den Kontrollen unter den jeweiligen Innervationszuständen zusammengestellt, und zwar wurden wie bei der Analyse der Druck-Aktivitätskennlinien die Werte 2 min nach der Injektion zum Vergleich herangezogen.

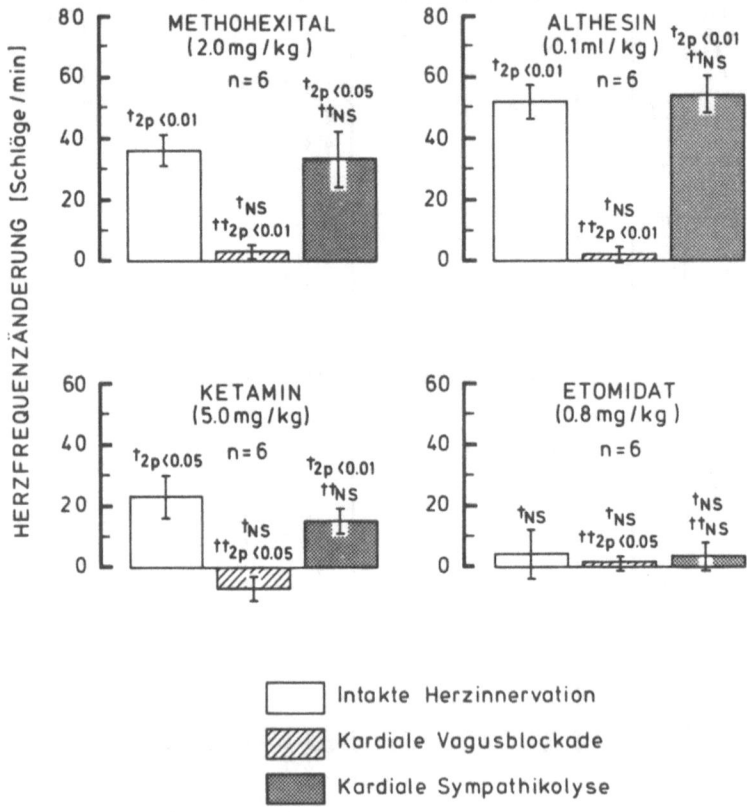

Abb. 10. Gegenüberstellung der Herzfrequenzänderungen 2 min nach intravenöser Injektion der Pharmaka bei intakter Herzinnervation, kardialer Vagusblockade und kardialer Sympathikolyse. Mittelwerte mit ihren Standardabweichungen von je 6 Katzen. Signifikanztest zwischen Ausgangswert und Herzfrequenz 2 min nach Injektion: †, bzw. zwischen Herzfrequenzänderungen bei intakter Herzinnervation und bei kardialer Vagusblockade, oder zwischen Herzfrequenzänderungen bei intakter Herzinnervation und bei kardialer Sympathikolyse: ††. NS = signifikant. Bemerkenswert ist, daß Herzfrequenzwirkungen der Pharmaka nur auftraten, sofern die efferente vagale Herzinnervation intakt war. Danach ist die Herzfrequenzreaktion auf diese Pharmaka ausschließlich eine Funktion des efferenten vagalen Herztonus

Man erkennt die praktisch vollkommene Unterdrückung der Herzfrequenzreaktion auf die untersuchten Pharmaka unter kardialer Vagolyse und die etwa gleich starken Reaktionen bei intakter Herzinnervation wie auch unter selektiver Sympathikus-Blockade bei erhaltenen vagalen Antrieben. Bemerkenswerterweise und in Übereinstimmung mit den Beobachtungen am wachen Tier (Abb. 2) sind die Herzfrequenzeffekte bei gleicher hypnotischer Dosierung unterschiedlich. Der durchschnittliche Herzfrequenzanstieg beträgt bei Althesin 51, bei Methohexital 36, bei Ketamin 23 Schläge/min. Relativiert man diese Herzfrequenzanstiege mit denen unter kompletter kardialer Vagusblockade durch perikardiale Lokalanaesthesie (= 100%), dann werden vagale Antriebe auf das Herz durch Althesin zu 94% der Vagolyse, durch Methohexital zu 84% und durch Ketamin zu 42% blockiert. Etomidat erwies sich wiederum als wirkungslos.

Die Herzfrequenzwirkungen der Injektionsanaesthetika treten also nur auf, sofern die efferente vagale Herzinnervation intakt ist, sie sind demnach Ausdruck einer Vagolyse. Diese Vagolyse ist bei *äquieffektiver hypnotischer Dosierung* unterschiedlich stark ausgeprägt, und zwar nimmt sie in Übereinstimmung mit dem neurophysiologisch bestimmten vagalen Herztonus der vier Anaesthetika in der Reihenfolge Althesin, Methohextial, Ketamin bis zum wirkungslosen Etomidat ab.

3.4 Wirkungen der Pharmaka auf periphere vagale Neurone

Steht nach den bisherigen Versuchen die dominierende Rolle des Vagus außer Zweifel, so bleibt dennoch offen, ob und inwieweit die durch Ableitung der Aktionspotentiale nachgewiesene zentrale Vagolyse von einer peripheren Komponente überlagert ist: da nämlich die Narkosemittel generell die synaptische Transmission beeinträchtigen, ist die Möglichkeit einer Hemmung der peripheren vagalen Übertragung, d.h. an der Schaltstelle in Ganglien bzw. postgangionärer Nervenendigungen/Effektorzelle, in Erwägung zu ziehen.

Um derartige periphere Wirkungen erfassen zu können, wurden die Wirkungen der hier interessierenden Pharmaka auf die Herzfrequenz unter anhaltender Elektrostimulation des durchtrennten Vagusnerven, d.h. also unter einem definierten efferenten Vagustonus, untersucht. Diesen Versuchen, deren Ergebnisse in Abb. 11 zusammengefaßt wurden, liegt die Überlegung zugrunde, daß sich unter den Bedingungen einer elektrostimulatorisch hervorgerufenen Tonisierung des Vagus eine vagolytische Wirkung in einem Anstieg der Herzfrequenz äußern müsse.

Die nach Vagusdissektion deutlich erhöhte Herzfrequenz fiel unter der anhaltenden Elektrostimulation des rechten Vagus auf Werte um 130 Schläge/min ab, und sie änderte sich nicht, wenn Methohexital, Althesin oder Etomidat injiziert wurden. Nur nach Injektion von Ketamin stieg die Herzfrequenz an, allerdings nur vorübergehend. Sie erreichte 30 s nach Injektion von Ketamin ein Maximum, um danach rasch wieder abzufallen. Der Vagusreizeffekt auf die Herzfrequenz wurde nämlich 30 s nach Injektion um 42% des durch Vagotomie verursachten Herzfrequenzanstiegs abgeschwächt, aber die Abschwächung war schon nach der ersten Minute nicht mehr nachweisbar, d.h. auch bei Ketamin ist eine periphere vagolytische Wirkung weder für die Steady-state-Werte der Herzfrequenz noch für die Vergleichswerte 2 min nach der Injektion quantitativ bedeutungsvoll.

Wenn also Methohexital, Althesin und auch Ketamin den Vagusreizeffekt auf die Herzfrequenz für vergleichbare Zeiträume nicht beeinflussen, dann muß man schließen, daß vagolytische Wirkungen peripherer Art bei ihnen nicht zum Tragen kommen, daß also

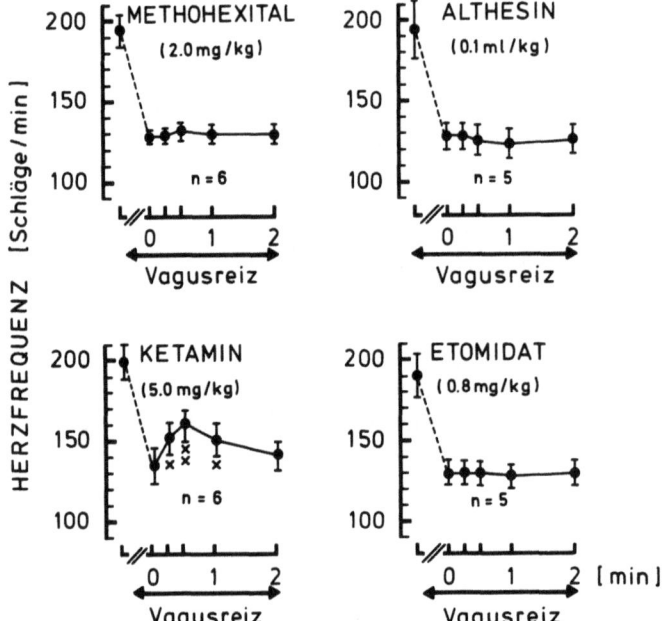

Abb. 11. Einflüsse von Injektionsanaesthetika auf den Vagusreizeffekt. Dargestellt sind mittlere Herzfrequenzen und ihre Standardabweichungen von je 5 bzw. 6 Katzen. Signifikanztest zwischen Herzfrequenz vor Injektion und jedem Meßwert unter fortlaufendem Vagusreiz. x = 2p < 0,05, xx = 2p < 0,01. Der Vagusreizeffekt auf die Herzfrequenz wurde durch Methohexital, Althesin und Etomidat nicht beeinflußt. Ketamin führte vorübergehend zu einer Abschwächung des Vagusreizeffektes, die nach der ersten Minute nicht mehr nachweisbar war. Danach spielen periphere vagolytische Wirkungen keine Rolle für das Entstehen der Tachykardien

ihre tachykarden Wirkungen ausschließlich Folge ihrer vagolytischen Wirkungen im ZNS sind.

Die wesentlichen Ergebnisse dieser Studie lassen sich folgendermaßen zusammenfassen:

1. Methohexital, Althesin und Ketamin führen bei äquipotenter hypnotischer Dosierung unabhängig vom Blutdruck regelmäßig zu einer zentralen Hemmung kardioinhibitorischer Vagusefferenzen. Etomidat hat jedoch keinen systematischen Einfluß auf die kardioinhibitorische vagale Aktivität.

2. Die unter Methohexital, Althesin und Ketamin am wachen wie am narkotisierten Tier zu beobachtenden Tachykardien werden durch selektive kardiale Vagolyse blockiert, sie treten jedoch unter Sympathikolyse bei erhaltenen vagalen Antrieben auf das Herz in gleicher Stärke auf wie bei intakter Herzinnervation.

3. Eine periphere Vagolyse ließ sich im untersuchten Dosierungsbereich weder für Methohexital noch Althesin und Etomidat nachweisen. Ketamin verursacht eine temporäre periphere Vagolyse, die aber keine bedeutende Rolle für seine positiv chronotrope Wirkung spielt.

4 Methodenkritik

Hinsichtlich des Versuchsansatzes ergaben sich folgende Probleme:
Erstens stellt sich die Frage, ob man die herzinnervierenden Fasern im Halsvagus mit der hier dargestellten Methode eindeutig identifizieren kann.
Zweitens müssen die Einflüsse der Muskelrelaxantien und der Basisnarkose auf den Versuchsverlauf berücksichtigt werden, weil allgemein von einem Muskelrelaxans Nebenwirkungen auf das autonome Nervensystem zu erwarten sind und weil die Kreislaufverhältnisse unter Basisnarkose anders als im wachen Zustand sein können. Dies betrifft auch insbesondere die Frage, ob die Pharmakawirkungen auf die kardioinhibitorische vagale Aktivität einerseits und die Herzfrequenz andererseits korrelativ in Betracht gezogen werden können, da beide Parameter in zwei getrennten Versuchsserien (Teil 1 u. 2) untersucht wurden.
Drittens sollte Beachtung finden, ob der efferente kardiale Vagus mit der hier verwendeten Methode, nämlich perikardialer Lokalanaesthesie mit 0,1% Procain, selektiv und vollständig blockiert wurde.

Zu 1: Für die Themenstellung dieser Arbeit hätte sich angeboten, die kardioinhibitorischen Vagusefferenzen in einem Herzast des Vagus zu suchen, weil der Halsvagus verschiedene Faserkategorien, deren Organspezifitäten nur durch Entladungsmuster beurteilt werden müssen, enthält. Trotzdem wurde in dieser Studie der Halsvagus wegen der Einfachheit des operativen Verfahrens und wegen des Vorliegens der früheren ausführlichen Arbeit über die Halsvagusaktivität (Jewett 1964) den Herzästen vorgezogen.

Jewett teilte Efferenzen des Halsvagus aufgrund ihrer Reaktionen auf Blutdruckänderungen, ihrer Entladungsmuster in bezug auf Respirationsmechanismen und aufgrund des Vergleichs zu Entladungsmustern verschiedener Vagusäste, in sieben Faserkategorien ein. Sein Typ I, dessen Aktivität durch Blutdruckerhöhung anstieg, also sich reziprok zu den reflektorischen Herzfrequenzänderungen änderte, erfaßte die kardioinhibitorischen Efferenzen. Aktivierung durch induzierte Hypertension wurde jedoch auch in einem Teil nicht-kardialer Fasern beobachtet. Ein kleiner Teil von motorischen Fasern im N. recurrens (Typ IV von Jewett) reagierte mit Aktivierung auf die Blutdruckerhöhung. Widdicombe (1966) beschrieb ebenfalls Lungenefferenzen von unbekannter Funktion, die durch Hypertension aktiviert wurden. Deshalb war es notwendig, kardioinhibitorische Efferenzen von solchen nicht-kardialen Fasern zu unterscheiden. Diese nicht-kardialen Fasern unterscheiden sich nun eindeutig von den kardioinhibitorischen Efferenzen dadurch, daß die ersten regelmäßigen periodischen Ausbrüche der Aktivität mit regelmäßiger Spikesfolge kennzeichnen oder ihre Aktivierung durch Blutdruckerhöhung zeitlich verschoben der Blutdruckänderung folgt. Die zweiten hingegen zeigen keine regelmäßigen Spikesausbrüche und ihre Aktivität veränderte sich zeitlich entsprechend der Blutdruckänderung, also reziprok zur Herzfrequenzänderung (s. auch Calaresu und Pearce 1965). In der vorliegenden Studie wurden diese nicht-kardialen Fasern, die auf Blutdruckerhöhung mit Aktivierung reagierten, ausgenommen, so daß die Fasern, die hier als kardioinhibitorisch bezeichnet wurden, ohne Zweifel Herzefferenzen sind.

Zu 2: Für die Ableitung der Spikeaktivität war eine absolute Ruhigstellung der Tiere erforderlich, deshalb war die Relaxation mit Pancuronium unvermeidbar. Die lange Wirkungsdauer von Pancuronium war vorteilhaft für die Untersuchung, aber dieses Muskelrelaxans ist wie alle anderen Muskelrelaxantien nicht ohne Wirkungen auf das autonome Nervensystem. Außer Wirkung auf die motorische Endplatte können auch Wirkungen auf andere cholinerge Übertragungen erwartet werden. So ruft Pancuronium eine periphere Vagolyse durch Blockade der muscarinergen Rezeptoren (Saxena und Bonta 1970; Hughes und Chapple 1976) hervor. Die Blockade der muscarinergen Rezeptoren tritt schon innerhalb des therapeutischen Dosisbereichs auf, und bei der hier verwendeten Dosierung ist die Reaktion der Herzfrequenz auf vagale Elektrostimulation erheblich blockiert (Hughes und Chapple 1976). In den vorliegenden Versuchen wurde die Blockade der peripheren vagalen Übertragung noch dadurch verstärkt, daß der rechte Halsvagus wegen der Faserpräparation durchtrennt war. Die Pharmakawirkungen auf die Herzfrequenz ließen sich deshalb zusammen mit der Ableitung der vagalen Aktivität (Teil 1) nicht sichtbar machen.

In den Versuchen, die die Herzfrequenzeffekte der Phamaka sichtbar machten (Teil 2), wurde statt Pancuronium Succinylcholin zur Muskelrelaxation benutzt. Das depolarisierende Muskelrelaxans Succinylcholin besitzt, wie vom Wirkungsmechanismus auf die motorische Endplatte zu erwarten ist, auch Effekte auf das autonome Nervensystem, nämlich stimulierende Wirkung auf cholinerge Rezeptoren (Paton 1959; Galindo und Davis 1962), und führt zu vielfältigen Änderungen im Kreislauf (Paton 1959; Williams et al. 1961; Galindo und Davis 1962; Ohmura et al. 1976). Ein Zeitabstand von mehr als 5 min wurde deshalb zwischen der Injektion von Succinylcholin und dem Versuch vom Teil 2 eingehalten, so daß kardiovaskuläre Einflüsse Succinylcholins wegen seiner kurzen Wirkungsdauer eliminiert waren, und die Kreislaufwirkungen der Pharmaka bei intakter vagaler Leitung beurteilt werden konnten. Der wesentliche Unterschied zwischen beiden Versuchsmodellen (Teil 1 u. 2) lag also im Muskelrelaxans und in der Intaktheit des Halsvagus.

Obwohl beide Muskelrelaxantien das periphere autonome Nervensystem unterschiedlich beeinflussen, sind Effekte auf das ZNS übereinstimmend unwahrscheinlich; denn die Muskelrelaxantien können als quartäre Amine die Bluthirnschränke sehr schwer durchdringen. Da also beide Muskelrelaxantien keinen Einfluß auf das ZNS haben, kann man davon ausgehen, daß die Änderungen der kardioinhibitorischen vagalen Aktivität unter den Pharmaka bei den beiden Versuchsserien identisch waren. Nur kamen dank der erhaltenen peripheren vagalen Übertragung im Teil 2 die chronotropen Wirkungen der Pharmaka dort voll zum Ausdruck, so daß es gerechtfertigt erscheint, die Kreislaufeffekte im Teil 2 mit der vagalen Aktivität im Teil 1 in Beziehung zu setzen.

Es ist weiter zu diskutieren, ob man die unter N_2O/O_2-Basisnarkose erworbenen Ergebnisse auf den wachen Zustand übertragen kann. Diese Überlegung ist notwendig, weil die hier untersuchten Pharmaka normalerweise für die Narkoseeinleitung, nicht aber unter N_2O/O_2-Narkose verabreicht werden. Lachgas wurde in dieser Studie für die Basisnarkose gewählt, weil es eine gute Analgesie trotz flacher Narkose bietet. Venes et al. (1971) untersuchten die analgetische Wirkung von verschiedenen Lachgaskonzentrationen bei Katzen und fanden, daß Lachgas in einer Konzentration von 67–75% kombiniert mit Sauerstoff stark analgetisch sowie sedativ wirkt und für elektrophysiologische Experimente sehr geeignet ist. Ein weiterer Vorteil von Lachgas für diesen Versuch ist, daß der Blutdruck unter Lachgasnarkose hoch bleibt (Millar et al. 1970) und dadurch die kardioinhibitorischen Vagusfasern leichter zu finden sind. Die Basisnarkose sollte aber bei der Beurteilung der Ergebnisse berücksichtigt werden, weil die Kreislaufwirkungen der Pharmaka unter Narkose anders als ohne Narkose sein können (Thauer 1957).

Vergleicht man, um die Einflüsse der Basisnarkose zu analysieren, die chronotropen Wirkungen der Pharmaka an wachen Katzen (Abb. 2, S. 10) und an N_2O/O_2-narkotisierten Katzen mit intakter Herzinnervation (Abb. 9, linke Seite, S. 19), so erkennt man, daß die Pharmaka, die an wachen Katzen eine Tachykardie verursachten, auch an N_2O/O_2-narkotisierten Katzen eine Tachykardie bewirkten. Zwar gab es im Detail der Zeitverläufe, wie in den Zeitpunkten der maximalen Änderungen oder des Rückgangs, kleine Unterschiede, aber vom Ausmaß der Änderungen passen die chronotropen Wirkungen der Pharmaka unter beiden Versuchsbedingungen gut zusammen. Somit schien es statthaft, die in den vorliegenden Versuchen erworbenen Ergebnisse auch für wache Tiere als gültig zu betrachten.

Insgesamt ist es also gerechtfertigt, die Spikeaktivität unter den Pharmaka (Teil 1) mit ihren Herzfrequenzeffekten (Teil 2) in Bezug zu setzen, und die von dieser Studie erworbenen Kenntnisse auch für die Einleitung der Narkose mit den hier untersuchten Pharmaka, d.h. ohne Basisnarkose, als gültig zu betrachten.

Zu 3: Pohl (1979) untersuchte die Blockade der sympathischen bzw. vagalen Herzefferenzen durch perikardiale Lokalanaesthesie mit verschiedenen Procainkonzentrationen bei Katzen und fand, daß die Procainkonzentration zur Blockade der Sympathikusreizeffekte auf das Herz zehnfach höher als zur Blockade der Vagusreizeffekte liegt. Die Blockade vagaler Herzefferenzen setzt sich nämlich mit 0,05% Procain durch, aber zur Ausschaltung sympathischer Stimulationswirkungen war 0,5% Procain erforderlich. Der Autor schloß, daß die differenzierte Blockade und der Ausfall vagaler Reizeffekte bei niedrigeren Procainkonzentrationen von der früheren Unterdrückung der synaptischen Transmission durch perikardiale Lokalanaesthesie in den vagalen Ganglien abhängen, da die vagalen Ganglien subepikardial liegen, also leicht in Kontakt mit Procain kommen, und die synaptische Transmission in vagalen Ganglien empfindlicher als die axonale Leitung im Fall der sympathischen Efferenzen ist.

Die Procainkonzentration 0,1%, die in den vorliegenden Versuchen verwendet wurde, liegt doppelt so hoch wie die minimale Konzentration zur 100%igen Blockade der vagalen Herzefferenzen, also der Herzvagus wurde sicher blockiert, aber in einem Bereich, in dem sympathische Herzefferenzen weitgehend funktionstüchtig bleiben. Die völlige Blockade

Tabelle 3. Vergleich der vagolytischen Wirkung der perikardialen Lokalanaesthesie mit 0,1% Procain und einer beidseitigen Vagotomie auf die Herzfrequenz narkotisierter Katzen

	Herzfrequenz (Schläge/min)		
	Kontrolle	nach Vagolyse	Änderung
Perikardiale Lokalanaesthesie N = 24	158 ± 5	207 ± 4	+ 49 ± 3
Vagotomie N = 14	153 ± 6 NS	197 ± 9 NS	+ 44 ± 6 NS

NS, statistisch nicht signifikant

der vagalen Herzefferenzen durch perikardiale Lokalanaesthesie in den vorliegenden Versuchen ist auch erkennbar, wenn man das Ausmaß des Herzfrequenzanstiegs bei Vagusblockade mit perikardialer Lokalanaesthesie (Teil 2) und mit beidseitiger Vagotomie (Teil 3 und frühere eigene Beobachtung) vergleicht (Tabelle 3): Durch perikardiale Lokalanaesthesie stieg die Herzfrequenz durchschnittlich um 49 Schläge/min an, nach beidseitiger Vagotomie um 44 Schläge/min, und zwischen beiden Herzfrequenzänderungen gab es keinen statistisch signifikanten Unterschied. Es ist also davon auszugehen, daß mit 0,1% Procain im Perikard eine komplette kardiale Vagolyse erzielt wird.

Vom Methodischen her sind also sichere Aussagen über Einflüsse von Narkosemittel auf den zentralen vagalen Herztonus möglich. Darüberhinaus ergänzen sich die verschiedenen Versuchsansätze insoweit, als sie auch Aussagen über die Wechselwirkungen zwischen efferenten Antrieben auf das Herz einerseits und die Herzfrequenzreaktion andererseits erlauben.

5 Diskussion

Nach den Ergebnissen dieser Studie ist dem efferenten, vagalen Herztonus für die Einstellung der Herzfrequenz in Narkose bei den hier zur Diskussion stehenden Injektionsanaesthetika eine dominierende Rolle gegenüber efferent sympathischen Einflüssen zuzuweisen; denn nicht nur setzen sich die vagolytischen Wirkungen dieser Pharmaka auf die Herzfrequenz trotz gleichzeitiger Hemmung efferent sympathischer Antriebe (Millar et al. 1970; Skovsted et al. 1970; MacKenzie et al. 1976) durch, vielmehr treten die für sie so charakteristischen Tachykardien überhaupt nur dann auf, wenn die vagale Übertragungskette funktionstüchtig ist.

Wie die folgenden Erörterungen nun ergeben werden, resultiert diese Vagolyse aus der Wirkung der Pharmaka am Gehirn, und zwar entgegen verbreiteter Ansicht unabhängig von den arteriellen Baroreflexen, und auch unabhängig von einer peripher vagolytischen Wirkung dieser Pharmaka an muskarinergen Rezeptoren. Das Gewicht und der Neuwert dieser Studie liegt deshalb insbesondere auf dem Nachweis des zentralen Ursprungs der vagalen Hemmung.

Dieser Schluß stützt sich in erster Linie auf die neurophysiologische Analyse der aus dem N. ambiguus in der Medulla oblongata (McAllen und Spyer 1976) stammenden kardioinhibitorischen Herzefferenzen, die als die letzte gemeinsame Endstrecke alle zentrifugalen, vagalen Einflüsse auf das Herz führen und deren Spikeaktivität ungeachtet der tatsächlich auftretenden Herzfrequenzreaktionen neurophysiologisches Korrelat des vagalen Herztonus ist. In diese Efferenzen münden neben supramedullären Bahnen u.a. aus dem Cortex, vor allem auch die homöostatischen Kreislaufreflexe ein, die über ihre Zentren in der Medulla oblongata entweder von Mechanorezeptoren des Herzens selbst (Linden 1979), vor allem aber von den Barorezeptoren des arteriellen Hochdrucksystems (Baroreflexe) ausgehen (Miura und Reis 1969; Lee et al. 1972; Lipskie et al. 1975).

Gerade den Baroreflexen wurde bei der Deutung der Herzfrequenzreaktion auf Injektionsanaesthetika eine führende Rolle zugewiesen (Coleman et al. 1972; Filner und Karliner 1976; Chamberlain et al. 1977; Patschke et al. 1977a). Obschon die Baroreflexe über parasympathische wie auch sympathische Herzefferenzen die Herzfrequenz beeinflussen können, gibt es jedoch keine experimentellen Beweise, die es erlauben, die tachykarden Wirkungen bestimmter Anaesthetika als Ausdruck einer Vagolyse infolge einer Aktivierung der Baroreflexe zu interpretieren, und es wird sich zeigen, daß diese Interpretation, wie einleitend erörtert wurde, nach dem Ergebnis dieser Studie auch nicht mehr aufrechtzuerhalten ist. Da nämlich die vagale Hemmung trotz Konstanthaltung des arteriellen Blutdrucks auftrat, scheiden auf jeden Fall die temporären, nach der Injektion der Pharmaka auftretenden Blutdruckabfälle als Ursache dieser Vagolyse aus.

Die Unabhängigkeit des Niveaus des vagalen Herztonus vom Blutdruck wird schließlich in aller Klarheit durch die Verlagerungen der Druck-Aktivitätskennlinien dokumentiert. Hierzu kommt bei Methohexital und Althesin noch eine Kurvenabflachung, die als Ausdruck der gehemmten Baroreflexempfindlichkeit die zusätzliche Hemmung der druckabhängigen Variierbarkeit des vorgegebenen Grundtonus dokumentiert. Das Niveau des vagalen Herztonus und damit die Herzfrequenz wird also unabhängig vom Blutdruck eingestellt, druckabhängig ist lediglich seine Modulierbarkeit, die jedoch unter den Pharmaka eingeschränkt ist.

Unwahrscheinlich ist auch, daß ein durch die Anaesthetika trotz konstant gehaltenen Blutdrucks veränderter afferenter Impulsstrom auf reflektorischem Weg die Vagolyse ausgelöst hat. Diese Möglichkeit ist ernsthaft in Erwägung zu ziehen, weil gerade Anaesthetika die Barorezeptorenaktivität in unterschiedlicher Richtung beeinflussen. So wird der Impulsstrom der Baroafferenzen wie bei einem mechanischen Blutdruckanstieg z.B. durch Inhalationsanaesthetika (Robertson et al. 1956; Hagenau et al. 1976) und insbesondere durch Methohexital (Schumacher und Arndt 1978) verstärkt, durch Propanidid (Hagenau et al. 1976) und Opiate (Schumacher und Arndt 1978) wie bei einem Blutdruckabfall gehemmt, während Ketamin (Slogoff und Allen 1974; Hagenau et al. 1976) z.B. keinen Einfluß auf den Impulsstrom in Baroafferenzen hat. Demnach können auch bei gleichem Blutdruck im Rezeptorgebiet die Baroreflexe auf pharmakologischem Wege in unterschiedlicher Richtung beeinflußt werden. Doch allein durch die Tatsache, daß z.B. Methohexital und Ketamin trotz unterschiedlicher Wirkung auf der afferenten Seite (Aktivierung durch Methohexital, aber keine Wirkung unter Ketamin) die gleichen hemmenden Wirkungen an vagalen Herzefferenzen haben, sind jedoch pharmakologisch induzierte Änderungen des Impulsstroms in Baroafferenzen als auslösendes Moment der vagalen Hemmung wohl nicht bedeutungsvoll. Überhaupt wird die Dominanz der zentralen Hemmung gegenüber reflektorischen Einflüssen auch dadurch dokumentiert, daß sie sich sogar gegenüber einem mechanisch erhöhten Blutdruckniveau durchsetzt, wodurch normalerweise die kardioinhibitorischen Efferenzen stark aktiviert werden.

Schließlich wird die Unabhängigkeit der zentralen Wirkungen von blutdruckregulatorischen Einflüssen zumindest für Methohexital und Althesin auch dadurch unterstrichen, als diese Pharmaka auch die nicht-kardialen Typ-B- und Typ-C-Efferenzen hemmen. Danach ist die zentrale Hemmung auch keinesfalls spezifisch für kardioinhibitorische Herzefferenzen, wie eine solche spezifische Reaktion z.B. bei Fentanyl durch selektive Aktivierung der kardioinhibitorischen Vagusefferenzen der Fall ist (Inoue et al. 1980), sondern sie betrifft vagale Efferenzen generell. Insgesamt erscheint deshalb der Schluß berechtigt, die positiv chronotropen Wirkungen intravenös injizierbarer Anaesthetika als Folge einer zentralen Hemmung der vagalen Herzefferenzen, die unabhängig von Baroreflexen ist, zu deuten.

Das Ausmaß der zentralen Hemmungen kardioinhibitorischer Herzefferenzen ließ sich anhand ihrer Druck-Aktivitätskennlinien beurteilen. Es erwies sich bei äquipotenter, hypnotischer Dosierung für die einzelnen Anaesthetika als äußerst verschieden. Die Aktivität fiel 2 min nach Injektion bei Althesin, Methohexital und Ketamin um 90, 73 bzw. 55% bis zum wirkungslosen Etomidat ab, und in Übereinstimmung damit stieg die Herzfrequenz um durchschnittlich 51, 36 und 23 Schläge/min unter den ähnlichen Versuchsbedingungen (Teil 2) an, wobei Etomidat wie an den vagalen Herzefferenzen auch auf die Herzfrequenz im Mittel wirkungslos war.

Die Übereinstimmung zwischen der neurophysiologisch ermittelten Hemmwirkung und dem Herzfrequenzanstieg wird besonders deutlich, wenn man die beobachteten Herzfrequenzeffekte in Beziehung setzt zu jenen, die aus einer kompletten Vagolyse resultieren. Im Verhältnis zu diesen durch komplette Vagolyse verursachten Herzfrequenzanstiegen errechnen sich aus der Herzreaktion auf Althesin, Methohexital und Ketamin vagale Hemmungen um 94, 84 bzw. 42%. Das Ausmaß der neurophysiologisch dokumentierten Abnahme des vagalen Herztonus korreliert also gut mit der Herzfrequenzantwort, und es erscheint angesichts des durch die Blockierungsversuche (Teil 2) angewiesenen Gebundenseins der Herzfrequenzwirkung an die Intaktheit der vagalen Übertragungskette gerechtfertigt zu sein, beide Ergebnisse kausal miteinander zu verknüpfen.

Die Aussage über die substanzspezifische Unterschiedlichkeit der Vagolyse bezieht sich aber zunächst nur auf äquipotente, hypnotische Dosierungen. Da nämlich nach Studien am Hund (Patschke et al. 1977b) mit Ausnahme von Etomidat Dosis-Verdoppelungen zu weiteren Herzfrequenzanstiegen führen, ist davon auszugehen, daß bei höheren Dosierungen auch Methohexital und Ketamin zu einer kompletten Vagolyse führen können. Doch ungeachtet der vermutlichen Dosisabhängigkeit des Effektes ist für vergleichbare hypnotische Wirkungen eine weitgehende Übereinstimmung der sich am Herzfrequenzeffekt orientierenden Hemmung mit der am Verhalten der kardioinhibitorischen Vagusfasern direkt nachgewiesenen zu konstatieren. Obwohl für Ketamin eine periphere Vagolyse nachgewiesen werden konnte, ist aufgrund des raschen, innerhalb 2 min nach der Injektion, Abklingens dieses Effektes auch in Übereinstimmung mit McGrath et al. (1975) der lang anhaltende Frequenzanstieg unter Ketamin nicht Ausdruck einer Blockade muscarinerger Rezeptoren. Die periphere Vagolyse war 2 min nach der Injektion von Ketamin, d.h. dem Zeitpunkt also, zu dem die zentrale vagolytische Wirkung anhand der Druck-Aktivitätskennlinien in den eigenen Versuchen beurteilt wurde, nicht mehr nachweisbar. Ebensowenig kommt bei den anderen Anaesthetika eine entsprechende Wirkungskomponente unter den gegebenen experimentellen Bedingungen und vergleichbaren Dosierungen zum Vorschein. Dieses negative Ergebnis ist für Etomidat a priori nicht überraschend, es stimmt für Althesin mit der Literatur überein (MacKenzie et al. 1976) und es deckt sich hinsichtlich Methohexital mit neuen Beobachtungen über Thiopental und Pentobarbital von MacKenzie et al. (1976) und Jackson und Richards (1977), die, wie in den eigenen Versuchen, keine Hinweise für eine periphere Vagolyse durch diese Barbiturate finden konnten. Es sei allerdings dahingestellt, ob im Fall der Barbiturate bei höheren Dosierungen nicht doch derartige periphere Effekte an Gewicht gewinnen können; denn namentlich in älteren Arbeiten war die Bradykardie infolge Elektrostimulation der Vagusnerven unter Barbituraten wie Amytal, Pentobarbital, Barbital und Phenobarbital als Ausdruck ihrer peripheren Hemmwirkung deutlich abgeschwächt (Shafer et al. 1930; Koppanyi et al. 1935; Gruber et al. 1938, 1940). Allerdings lagen in diesen Studien die verwendeten Dosierungen außer für Amytal weit über dem therapeutischen Bereich. Plausibel wird die Dosisabhängigkeit für die periphere Vagolyse, wenn man sich den Wirkungsmechanismus der Barbiturate vor Augen führt: Barbiturate können die Impulsübertragung für alle Teile des Nervensystems unterdrücken, dabei sind verschiedene Synapsen unterschiedlich empfindlich, d.h. obwohl die kritische Konzentration, die die Blockade verursacht, auf der einen Seite höher sein mag als auf der anderen, wird die Blockade schließlich mit einer genügend hohen Dosis auf allen Seiten erzielt (Saidman 1974). Prinzipiell besteht also bei hohen Dosierungen die Möglichkeit einer peripheren Vagolyse, bei therapeutischer Dosierung spielt dieser Faktor nach den eigenen Versuchsergebnissen in Übereinstimmung mit der Literatur jedoch weder für Barbiturate, noch für Althesin und Etomidat eine Rolle, und er ist selbst bei Ketamin aufgrund eines temporären und relativ geringen quantitativen Ausmaßes von untergeordneter Bedeutung. Es ist demnach insgesamt der Schluß berechtigt, die Vagolyse und die damit einhergehenden Tachykardien bei den hier zur Diskussion stehenden Injektionsanaesthetika als Ausdruck einer Hemmung vagaler Neurone im Gehirn zu deuten.

Sind nun von diesen tierexperimentellen Beobachtungen Extrapolationen auf den Menschen erlaubt? Diese Frage ist aus verschiedenen Gründen zu bejahen. Zunächst ist zu bemerken, daß die Herzfrequenzantwort auf die verschiedenen Anaesthetika nicht zuletzt auch im Hinblick auf die Unterschiede im Ausmaß der Reaktionen zwischen den einzelnen Pharmaka speziesunabhängig ist. So reagiert die Herzfrequenz des Hundes (Reneman et al. 1974; Weymar et al. 1974; Patschke et al. 1975) wie des Menschen (Brückner et al. 1974; Doenicke et al. 1974; Fragen et al. 1976; Gooding und Corssen 1977) ebensowenig auf Etomidat wie die der Katze (eigene Studie; Pfeifer et al. 1978), hingegen lösen die anderen drei aus verschiedenen Stoffgruppen stammenden Anaesthetika bei Hunden (Traber et al. 1970a, b; Hensel et al. 1972; Gams et al. 1975), Katzen (eigene Studie; Child et al. 1971, 1972) und Menschen (s. zusammenfassende Darstellung von Arndt und Zindler 1978) Tachykardien aus. Als Erklärung dieser Tachykardien muß schließlich auch beim Menschen primär eine vagolytische Wirkung in Betracht gezogen werden. Die anderen Alternativen, nämlich direkte oder indirekte Wirkungen über den efferenten Sympathikustonus, scheinen auch beim Menschen auszuscheiden; denn z.B. bei Barbituraten wurde die Hemmung sympathischer Aktivität mittels Ableitung der Hautsympathikusaktivität auch am Menschen nachgewiesen (Wallin und König 1976), und die meisten Anaesthetika mit Ausnahme von Ketamin haben depressorische Kreislaufumstellungen zur Folge. Zudem spielt nach neueren Erkenntnissen am Menschen der vagale Herztonus für die Herzfrequenz gegenüber dem efferenten Sympathikus bei weitem die Oberhand; denn auch bei ihm setzt sich bei kompletter pharmakologischer Denervierung die Vagolyse gegenüber β-adrenergen Einflüssen durch (Jose 1966), und es hat sich zeigen lassen, daß selbst die Herzfrequenzanstiege bei körperlicher Arbeit im wesentlichen Folge einer Vagolyse sind und daß erst bei extrem hohen Arbeitsbelastungen zusätzlich sympathische Antriebe ins Spiel kommen (Robinson et al. 1966). Trotz Fehlens neurophysiologischer Beweise über das Verhalten des efferenten Vagustonus ist es deshalb gerechtfertigt, dem vagalen Herztonus auch beim Menschen eine dominierende Rolle für das Herzfrequenzverhalten in Narkose zuzuweisen.

Qualitativ und weitgehend auch quantitativ sind übrigens die Herzfrequenzänderungen unter den hier zur Diskussion stehenden Pharmaka bei Mensch und Tier identisch. Nach einer zusammenfassenden Darstellung (Arndt und Zindler 1978) liegt die Herzfrequenz nicht-prämedizierter, kreislaufgesunder Menschen nach intravenöser Injektion der therapeutischen Dosis von Methohexital, Althesin und Ketamin etwa 30% oder um durchschnittlich 20 Schläge/min höher als vor der Injektion.

Da bei kompletter Vagolyse wie Atropin (2 mg oder 0,04 mg/kg i.v.) die Herzfrequenz am wachen Menschen um durchschnittlich 45 Schläge/min ansteigt (Robinson et al. 1966; Sato et al. 1980), ist die vagolytische Wirkung dieser Anaesthetika mit etwa 50% zu veranschlagen. Die Vagolyse ist also bei therapeutischer Dosierung bei Menschen etwas geringer als bei Katzen (etwa 90, 70 bzw. 50% für Althesin, Methohexital bzw. Ketamin), doch ist der Unterschied nicht gravierend, wenn man die Dosisabhängigkeit des Effektes (Coleman et al. 1972; Patschke et al. 1977b) in Rechnung stellt und dabei berücksichtigt, daß die hypnotische Wirkung am Menschen differenzierter zu beurteilen ist als am Tier. Nach diesen Erörterungen herrscht also zwischen Tier und Menschen im großen und ganzen Übereinstimmung in der Reaktion der Herzfrequenz auf die hier zur Diskussion stehenden Injektionsanaesthetika. Folglich erscheint der Schluß berechtigt, daß die in dieser Studie herausgearbeiteten Gesetzmäßigkeiten auch für den Menschen gelten, daß also auch bei ihm die Herzfrequenzreaktion auf die zur Diskussion stehenden Pharmaka entgegen verbreiteter Ansicht weder reflektorischer Natur noch Ausdruck der Wirkung auf muscarinerge Rezeptoren ist, sondern daß das Herzfrequenzverhalten in Narkose durch die Wirkung der Anaesthetika auf kardioinhibitorische Neurone im Gehirn bestimmt wird. Da übrigens die gleichen Neurone durch andere Narkosemittel wie z.B. durch das Inhalationsanaesthetikum „Halothan" (eigene unveröffentlichte Beobachtung), wie insbesondere auch durch Opiate (Inoue et al. 1980) in Übereinstimmung mit der bradykarden Wirkung dieser Pharmaka aktiviert werden, muß man verallgemeinernd den kardioinhibitorischen vagalen Neuronen im Gehirn für die Herzfrequenzeinstellung in Narkose eine ausschlaggebende Rolle zuweisen.

Die charakteristischen Unterschiede in der Richtung der Aktivitätsänderungen cholinerger Neurone des ZNS, die hier einerseits für *verschiedene* Anaesthetika an den *speziellen* kardioinhibitorischen Neuronen und andererseits für *spezielle* Anaesthetika an *verschiedenen* vagalen Neuronen (Typ A, B u. C) beobachtet wurden, fordern schließlich eine Stellungnahme zu möglichen Implikationen hinsichtlich der Hauptwirkung der Anaesthetika, der reversiblen Bewußtseinsausschaltung, heraus. Diese Frage ist deshalb von Interesse, weil cholinerge Neurone im Gehirn sowohl mit der physiologischen Steuerung des Schlaf/Wachrhythmus' als auch mit dem Bewußtseinsverlust in Narkose in Zusammenhang gebracht wurden (Moruzzi und Magoun 1949; French et al. 1953; Arduini und Arduini 1954; Shimoji et al. 1971).

Nach der heute weitgehend akzeptierten Vorstellung von Moruzzi und Magoun (1949) ist die Vigilanz über Vermittlung des aufsteigenden retikulären Aktivierungssystems vom Funktionszustand der Formatio reticularis abhängig (zusammenfassende Darstellung, Zanchetti 1967; Moruzzi 1972). Es ist deshalb beachtenswert, daß Shute und Lewis (1967) mit histochemischen Verfahren (intraneuraler Nachweis von Acetylcholin-Esterase) in Kombination mit gezielten Läsionsversuchen zur Bestimmung der Herkunft der Axone an verschiedenen Spezies cholinerge Bahnen identifizieren konnten, die von der Formatio reticularis des Hirnstammes ausgehen und in den Cortex ausstrahlen. Nach Ansicht dieser Autoren ist dieses „ascending cholinergic activating system" identisch mit dem aufsteigenden System von Moruzzi und Magoun. Für die Richtigkeit dieser Vorstellung gibt es zumindest indirekte neurochemische Hinweise; denn als Ausdruck einer verminderten Acetylcholin-Ausscheidung ist im Schlaf die Konzentration von Acetylcholin im Gehirn erhöht (Richter und Crossland 1949), Hochfrequenzstimulation der Formatio reticularis führt an Katzen zu einer Desynchronisation des EEG und gleichzeitig zu einer Vervielfachung der corticalen Acetylcholin-Freisetzung (Kanai und Szerb 1965) und schließlich treten am schlafenden Menschen unter Infusion von Physostigmin REM-Phasen und Weckreaktion auf (Sitaram et al. 1977).

Auch in Narkose werden offenbar cholinerge Neurone in charakteristischer Weise in Mitleidenschaft gezogen. Barbiturate erhöhen die Konzentration von Acetylcholin im Gehirn (Trabucchi et al. 1975) und sie hemmen ähnlich wie z.B. Halothan und Enfluran (Schmidt 1966; Ngai et al. 1978) den corticalen Umsatz von Acetylcholin (Domino und Wilson 1972; Sundwall 1973; Trabucchi et al. 1975). Hinsichtlich der regionalen Wirkung im Gehirn wurden jedoch bemerkenswerte Unterschiede zwischen den einzelnen Anaesthetika festgestellt (Ngai et al. 1978). So erniedrigten Barbiturate und Halothan den lokalen Umsatz von Acetylcholin in allen Gehirnregionen. Demgegenüber aber verminderte Enfluran zwar auch den Acetylcholin-Umsatz im Cortex, es hat aber z.B. keine entsprechenden Auswirkungen am Hippocampus und Caudatum, während Ketamin umgekehrt den Cortex unbeeinflußt ließ, jedoch am Hippocampus und Caudatum hemmend wirkte. Akzeptiert man den Abfall der Umsatzrate von Acetylcholin im Gehirn als Index seiner Freisetzung oder seines Verbrauchs, dann ergänzen sich diese *neurochemischen* Studien mit den eigenen *neurophysiologischen* Beobachtungen insofern, als das cholinerge System des ZNS offensichtlich nicht uniform auf

Anaesthetika reagiert, sondern daß vielmehr seine Einzelkomponenten in unterschiedlicher Weise betroffen werden. Wegen der Vielfalt der Reaktionen cholinerger Neurone ist deshalb ein unmittelbarer Angriff der verschiedenen Anaesthetika an diesem System im Sinn eines einheitlichen Wirkprinzips a priori unwahrscheinlich. Wahrscheinlicher ist, daß Ort und Prinzip der Wirkung für die einzelnen Gruppen der Anaesthetika verschieden sind und daß nur die Wirkung auf den Cortex im Hinblick auf die Steuerung des Bewußtseins mittelbar über das aufsteigende retikuläre Aktivierungssystem, möglicherweise über cholinerge Bahnen, zustandekommt. Auf dieser Basis würde verständlich, warum trotz gleicher Hauptwirkung die Phänomenologie der Narkose, nicht zuletzt auch in bezug auf das Herzfrequenzverhalten für die einzelnen Gruppen von Anaesthetika, so verschieden ist. Von den hier besprochenen Injektionsanaesthetika ist über Wirkort und Wirkprinzip im ZNS nichts Verbindliches bekannt. Aufgrund ihrer einheitlichen Wirkung am cholinergen System ist nur bei Barbituraten eine spezifische, hemmende Wirkung an diesem System in Erwägung zu ziehen. Für Ketamin wurden als Wirkprinzip sowohl eine „dissoziative Anaesthesie", nämlich Hemmung des thalamocortikalen Systems und Aktivierung des limbischen Systems (Corssen et al. 1968; Massopust et al. 1972) als auch funktionelle Disorganisation der zentralnervösen Aktivität durch Stimulation des ZNS (Mori et al. 1971; Winters et al. 1972) in Betracht gezogen, auf jeden Fall werden die einzelnen Komponenten des cholinergen Systems durch dieses Pharmakon unterschiedlich beeinflußt. Die Opiate sind indessen ein gutes Beispiel für Pharmaka mit bekanntem Ort und Prinzip der Wirkung, aber konträren Effekten am cholinergen System des ZNS. Ihre hypnotische und analgetische Wirkung wie ihre Wirkung auf den Kreislauf mit im Vordergrund stehenden Bradykardien werden über Opiatrezeptoren in der Medulla oblongata vermittelt (Freye und Arndt 1979). Dennoch wurden an verschiedenen Kategorien vagaler Neurone im ZNS gleichzeitig Aktivierung, Hemmung und Unbeeinflußbarkeit beobachtet (Inoue et al. 1980). Der reversiblen Bewußtlosigkeit durch Narkosemittel unterliegt also offenbar kein einheitlicher Mechanismus. Die Mannigfaltigkeit der Phänomenologie der Narkose hinsichtlich EEG-Muster, Ausmaß der Analgesie, Ausmaß des Muskeltonus und vor allem auch hinsichtlich der Herzfrequenzverhaltens überrascht deshalb nicht.

Ungeachtet der theoretisch interessanten Frage über die zentrale Ursache dieser Differenzierung, ist es auch aus praktischer Sicht von Interesse festzustellen, daß es eine Gruppe von Anaesthetika (Barbiturate, Althesin und Ketamin) gibt, die über eine zentrale Vagolyse Tachykardien verursachen, demgegenüber auf der anderen Seite Substanzen wie Opiate und auch die Inhalationsanaesthetika, die über eine zentrale Aktivierung des Vagus Bradykardien auslösen, während schließlich Etomidat auf den vagalen Herztonus weder in der einen noch in der anderen Richtung systematisch wirkt. Die Richtung wie das Ausmaß einer Herzfrequenzänderung und folglich des O_2-Verbrauchs bzw. des Durchblutungsbedarfs des Herzens ist u.a. auch von der Wahl des Anaesthetikums abhängig. Nach dem Ergebnis dieser Studie wird die Herzfrequenzwirkung von Injektionsanaesthetika generell von ihren Einflüssen auf den zentralen Vagustonus bestimmt u.z. unabhängig von der Funktion der Baroreflexe.

6 Zusammenfassung

Die Studie zielte darauf zu klären, warum bestimmte Narkosemittel, wie die meisten Injektionsanaesthetika Tachykardien, demgegenüber andere wie Inhalationsanaesthetika und insbesondere Opiate, Bradykardien auslösen. Diese Unterschiede lassen sich weder über direkte oder indirekte, über den efferenten Sympathikus vermittelte Einflüsse erklären, denn die überwiegende Zahl der Anaesthetika wirkt am isolierten Herz negativ chronotrop und hemmt den efferenten Sympathikus, was ebenfalls eine negativ chronotrope Herzfrequenzreaktion erwarten läßt. Folglich stellt sich die Frage nach der Bedeutung des vagalen Herztonus für die charakteristischen Herzfrequenzreaktionen. Dieser Frage wurde durch Analyse des Einflusses der Injektionsanaesthetika auf vagale Herzefferenzen, die Herzfrequenzreaktionen unter verschiedenen kardialen Innervationszuständen sowie die periphere vagale Übertragung nachgegangen.

Die Ergebnisse stammen von insgesamt 89 narkotisierten (N_2O/O_2 3:1), relaxierten (Pancuronium bzw. Succinylcholin) und kontrolliert beatmeten Katzen. An ihnen wurden die Effekte der Injektionsanaesthetika Methohexital, Althesin, Ketamin und Etomidat in äquipotenten hypnotischen Dosierungen, die durch Vorversuche an wachen Katzen ermittelt wurden, studiert.

Je nach dem Versuchsziel wurden folgende Operationen vorgenommen: Zur Ableitung der Aktivität einzelner Vagusefferenzen wurde der rechte Halsvagus freigelegt, zur reversiblen kardialen Vagolyse durch Instillation von 0,1% Procain wurde nach Thorakotomie ein Katheter in das Perikard implantiert, zur Ausschaltung des kardialen Sympathikus wurden die entsprechenden Wurzeln von Th1 bis Th5 durchtrennt, zur Stimulation des Vagus wurden nach Durchtrennung beider Halsvagusnerven Reizelektroden aus Kupferdrähten am peripheren Stumpf des rechten Vagus befestigt, und schließlich wurden zur direkten Blutdruckmessung bzw. zur Manipulation des arteriellen Druckniveaus ein Meßkatheter bzw. ein Ballonkatheter von den Femoralarterien aus in die thorakale Aorta vorgeschoben.

Die Schlüsse basieren (1) auf der Analyse des efferenten Impulsstroms einzelner Herzvagusfasern in Abhängigkeit vom Blutdruck im Zeitverlauf bzw. der Analyse von Druckaktivitätskennlinien vor und nach der Injektion der Pharmaka, (2) auf der Herzfrequenzwirkung der Pharmaka bei intakter Herzinnervation, nach selektiver und reversibler Ausschaltung vagaler Herzantriebe durch Instillation von Procain in die Perikardhöhle bzw. nach kardialer Sympathektomie unter Erhaltung vagaler Herzantriebe und (3) auf der Beurteilung des Effektes der Pharmaka auf die Herzfrequenz unter elektrostimulatorisch künstlich erhöhtem Vagustonus des Herzens.

Die wesentlichen Ergebnisse lassen sich wie folgt zusammenfassen:
1. (Vorversuche) Wache Katzen schliefen nach intravenöser Injektion der verwendeten Dosierungen zwischen 4 bis 6 min, dabei blieb die Herzfrequenz bei Etomidat im Mittel unverändert, war aber unter Methohexital und Althesin um mehr als 40, unter Ketamin um mehr als 20 Schläge/min erhöht.

2. An Katzen in Lachgasnarkose wurde die Entladungsrate (Spikes/s) kardioinhibitorischer Vagusefferenzen durch Etomidat im Mittel nicht verändert, sie wurde von den anderen Pharmaka und zwar unabhängig vom Blutdruckniveau ausnahmslos gehemmt. Aufgrund der unterschiedlich starken Verlagerung der Druck-Aktivitätskennlinien kardioinhibitorischer Herzefferenzen ergaben sich für äquipotente hypnotische Dosierung von Althesin, Methohexital und Ketamin mit 90, 73 bzw. 55% der Kontrollwerte unterschiedlich starke vagale Hemmwirkungen. Die überwiegende Zahl der nicht-kardialen Vagusefferenzen wurde von Methohexital und Althesin gehemmt, während Ketamin und Etomidat unsystematische Wirkungen auf sie hatten.

3. Tachykardien traten unter Methohexital, Althesin und Ketamin nur dann auf, sofern die efferente vagale Herzinnervation intakt war. Der Herzfrequenzanstieg betrug bei intakter Herzinnervation 51, 36 bzw. 23 Schläge/min für Althesin, Methohexital bzw. Ketamin, und unter Sympathikolyse bei erhaltener vagaler Innervation traten etwa gleich starke Herzfrequenzreaktionen auf. Etomidat bewirkte im Mittel keine Änderung der Herzfrequenz.

4. Die durch die künstliche Erhöhung des kardialen Vagustonus (Elektrostimulation des Vagus) verursachten Bradykardien wurden durch Methohexital, Althesin und Etomidat nicht beeinflußt. Ketamin führte vorübergehend zu einem Anstieg der Herzfrequenz unter anhaltender Elektrostimulation des Vagus, der nach der ersten Minute nicht mehr nachweisbar war.

Die bei äquipotenter hypnotischer Dosierung verschieden starken Einflüsse auf die Herzfrequenz gehen also mit einer unabhängig vom Blutdruck unterschiedlich starken Hemmung vagaler Antriebe auf das Herz einher, und sie treten überhaupt nur dann auf, wenn die vagale Übertragungskette intakt ist, wobei eine periphere Vagolyse keine Rolle spielt. Demnach muß man dem Verhalten des vagalen Herztonus in Narkose eine dominierende Rolle zuweisen. Die für verschiedene Injektionsanaesthetika so charakteristischen Tachykardien sind Ausdruck einer zentralen Vagolyse, die entgegen verbreiteter Ansicht nicht auf reflektorischem Weg über Baroreflexe zustandekommt. Schließlich sind aus theoretischer Sicht die Unterschiede im Ausmaß bzw. in der Richtung der Aktivitätsänderungen kardioinhibitorischer Vagusefferenzen unter verschiedenen Anaesthetika und die Unterschiede in den Reaktionen verschiedener vagaler Efferenzen auf ein bestimmtes Anaesthetikum von Interesse, weil sie darauf hinweisen, daß der Hauptwirkung der Anaesthetika, nämlich der reversiblen Bewußtlosigkeit, offenbar kein einheitlicher Mechanismus zugrundeliegt.

Literatur

Ahlgren FIH (1978) The effect of halothane anesthesia of heart function during normovolemia and hypovolemia in the dog. Acta Anaesth Scand 22:93–97
Arduini A, Arduini MG (1954) Effect of drugs and metabolic alterations on brain stem arousal mechanism. J Pharmacol Exp Ther 110:76–85
Arndt JO, Morgenstern J, Samodelov L (1977) The physiologically relevant information regarding systemic blood pressure encoded in the carotid sinus baroreceptor discharge pattern. J Physiol 268:775–791
Arndt JO, Zindler M (1978) Effects of intravenous anesthetics on the circulation and its control. In: Hemodynamic changes in anesthesia, Académie Européene D'Anesthésiologie, The 5. European Congress of Anaesthesiology, Paris, Bd 3:1069–1095
Arndt JO, Mameghani F (1980) Die Funktion homöostatischer Kreislaufreflexe unter Etomidat, Fentanyl und Dehydrobenzperidol. Anaesthesist 29:200–207
Ashkar E (1966) Heart rate and blood pressure during exercise in dogs with autonomic denervation. Am J Physiol 210:950–952
Beck W, Barnard CN, Schrire V (1969) Heart rate after cardiac transplantation. Circulation 40:437–445
Bernhoff A, Eklund B, Kaijser L (1972) Cardiovascular effects of short-term anaesthesia with methohexitone and propanidid in normal subjects. Br J Anaesth 44:2–7
Bristow JD, Prys-Roberts C, Fisher A, Pickering TG, Sleight P (1969) Effects of anesthesia on baroreflex control of heart rate in man. Anesthesiology 31:422–428
Brückner JB, Gethmann J, Patschke D, Tarnow J, Weymar A (1974) Untersuchungen zur Wirkung von Etomidat auf den Kreislauf des Menschen. Anaesthesist 23:322–330
Calaresu FR, Pearce JW (1965) Electrical activity of efferent vagal fibres and dorsal nucleus of the vagus during reflex bradycardia in the cat. J Physiol 176:228–240
Campbell D, Forrester AC, Miller D, Hutton I, Kennedy JA, Lawrie TDV, Lorimer AR, McCall D (1971) A preliminary clinical study of CT 1341 – a steroid anaesthetic agent. Br J Anaesth 43:14–24
Chamberlain JH, Seed RGFL, Chung DCW (1977) Effect of thiopentone on myocardial function. Br J Anaesth 49:865–870
Child KJ, Currie JP, Davis B, Dodds MG, Pearce DR, Twissell DJ (1971) The pharmacological properties in animals of CT1341 – a new steroid anaesthetic agent. Br J Anaesth 43:2–13
Child KJ, Davis B, Dodds MG, Twissell DJ (1972) Anaesthetic, cardiovascular and respiratory effects of a new steroid agent CT1341: a comparison with other intravenous anaesthetic drugs in the unrestrained cat. Br J Pharmacol 46:189–200
Coleman AJ, Downing JW, Leary WP, Moyes DG, Styles M (1972) The immediate cardiovascular effects of althesin (Glaxo CT1341), a steroid induction agent, and thiopentone in man. Anaesthesia 27:373–378
Corssen G, Miyasaka M, Domino EF (1968) Changing concepts in pain control during surgery: dissociative anesthesia with CI-581. Anesth Analg 47:746–759
Doenicke A, Gabanyi D, Lemce H, Schürk-Bulich M (1974) Kreislaufverhalten und Myokardfunktion nach drei kurzwirkenden i.v. Hypnotica Etomidate, Propanidid, Methohexital. Anaesthesist 23:108–115
Domino EF, Wilson AE (1972) Psychotropic drug influences on brain acetylcholine utilization. Psychopharmacologia 25:291–298
Douglas WW, Innes IR, Kosterlitz HW (1950) The vasomotor responses due to electrical stimulation of the sinus and vagus nerves of the cat and their modification by large doses of sodium pentobarbital (Nembutal). J Physiol 111:215–230

Dowdy EG, Kaya K (1968) Studies of the mechanism of cardiovascular responses of CT-581. Anesthesiology 29:931–943
Eisele JH, Reitan JA, Torten M, Miller CH (1975) Myocardial sparing effect of fentanyl during halothane anaesthesia in dogs. Br J Anaesth 47:937–940
Embley EH (1902) The causation of death during the administration of chloroform. Br Med J I:817–821, 885–893, 951–961
Filner BE, Karliner JS (1976) Alterations of normal left ventricular performance by general anesthesia. Anesthesiology 45:610–621
Fischer K (1973) Vergleichende tierexperimentelle Untersuchungen zum Einfluß verschiedener Narkotika auf das Herz. In: Gemperle M, Langrehr D, Kreuscher H (Hrsg) Ketamine – Neue Ergebnisse in Forschung und Klinik. Anaesth Wiederbel, Springer, Berlin Heidelberg New York Bd 69:11–21
Fischer K, Marquort H (1977) Experimental investigations on the direct effect of etomidate on myocardial contractility. In: Doenicke A (ed) Etomidate – An intravenous hypnotic agent, Anaesth Wiederbel. Springer, Berlin Heidelberg New York Bd 106:95–112
Fragen RJ, Caldwell N, Brunner EA (1976) Clinical use of etomidate for anesthesia induction: A preliminary report. Anesth Analg 55:730–733
French JD, Verzeano M, Magoun HW (1953) A neural basis of the anesthetic state. AMA Arch Neurol Psychiatr 69:519–529
Freye E, Arndt JO (1979) Perfusion of the fourth cerebral ventricle with fentanyl induces naloxone reversible bradycardia, hypotension, and EEG synchronisation in concious dogs. Naunyn-Schmiedeberg's Arch. Pharmacol 307:123–128
Galindo AH, Davis TB (1962) Succinylcholine and cardiac excitability. Anesthesiology 23:32–40
Gams E, Huntsman L, Chimoskey JE (1975) Left ventricular dynamics of trained dogs anesthetized with methohexital. Anesthesiology 42:133–137
Goldberg AH, Keane PW, Phear WPC (1970) Effects of ketamine on contractile performance and excitability of isolated heart muscle. J Pharmacol Exp Ther 175:388–394
Gooding JM, Corssen G (1977) Effect of etomidate on the cardiovascular system. Anesth Analg 56: 717–719
Göthert M, Tuchida P (1973) Zum Mechanismus der negativ chronotropen Wirkung von Halothane. Anaesthesist 22:334–338
Graves CL, Downs NH, Browne AB (1975) Cardiovascular effects of minimal analgesic quantities of innovar, fentanyl, and droperidol in man. Anesth Analg 54:15–23
Grodner AS, Lahrtz HG, Pool PE, Braunwald E (1970) Neurotransmitter control of sinoatrial pacemaker frequency in isolated rat atria and in intact rabbits. Circ Res 27:867–873
Gruber CM, Haury VG, Gruber CM Jr (1938) The point of action of the barbiturates in depressing the cardiac vagus nerves. J Pharmacol Exp Ther 63:239–252
Gruber CM Jr, Gruber CM (1940) The cardiac vagus nerve of the frog as affected by sodium N-hexylethyl barbituric acid (ortal). Am J Physiol 129:14–16
Gunner BW, Harrison GA, Walker WD (1965) Propanidid, a new short-acting anaesthetic. Med J Aust 52 II:327–329
Hagenau W, Pietsch D, Arndt JO (1976) Der Effekt von Halothan und Enflurane sowie von Propanidid und Ketamin auf die Aktivität der Barorezeptoren des Aortenbogens decerebrierter Katzen. Anaesthesist 25:331–341
Hensel I, Braun U, Kettler D, Knoll D, Martel J, Paschen K (1972) Untersuchungen über Kreislauf- und Stoffwechselveränderungen unter Ketamine-Narkose. Anaesthesist 21:44–49
Hughes R, Chapple DJ (1976) Effects of non-depolarizing neuromuscular blocking agents on peripheral autonomic mechanisms in cats. Br J Anaesth 48:59–68
Inoue K, Samodelov LF, Arndt JO (1980) Fentanyl activates a particular population of vagal efferents which are cardioinhibitory. Naunyn-Schmiedeberg's Arch. Pharmacol 312:57–61
Jackson DM, Richards IM (1977) The effects of pentobarbitone and chloralose anaesthesia on the vagal component of bronchoconstriction produced by histamine aerosol in the anaesthetized dog. Br J Pharmacol 61:251–256
Jewett DL (1964) Activity of single efferent fibres in the cervical vagus nerve of the dog, with special reference to possible cardioinhibitory fibres. J Physiol 175:321–357
Jose AD (1966) Effect of combined sympathetic and parasympathetic blockade on heart rate and cardiac function in man. Am J Cardiol 18:476–478

Kanai T, Szerb JC (1965) Mesencephalic reticular activating system and cortical acetylcholine output. Nature 205:80–82

Koppanyi T, Linegar CR, Dille JM (1935) The peripheral action of barbiturates. Science 82:232

Kreuscher H, Gauch H (1967) Die Wirkung des Phencyclidinderivates Ketamine (CT 581) auf das kardiovasculäre System des Menschen. Anaesthesist 16:229–233

Laubie M, Schmitt H, Canellas J, Roquebert J, Demichel P (1974) Centrally mediated bradycardia and hypotension induced by narcotic analgesics: Dextromoramide and fentanyl. Eur J Pharmacol 28:66–75

Lee TM, Kuo JS, Chai CY (1972) Central integrating mechanism of the Benzold-Jarisch and baroreceptor reflexes. Am J Physiol 222:713–720

Levy MN, Zieske H (1969) Autonomic control of cardiac pacemaker activity and atrioventricular transmission. J Appl Physiol 27:465–470

Lilburn JK, Moore J, Dundee JW (1978) Attempts to attenuate the cardiostimulatory effects of ketamine. Anaesthesia 32:499–505

Linden RJ (1979) Atrial receptors and heart rate. In: Hainsworth R, Kidd C, Linden RJ (eds) Cardiac receptors. Cambridge University Press, Cambridge London New York Melbourne S 165–191

Lipski J, McAllen RM, Spyer KM (1975) The sinus nerve and baroreceptor input to the medulla of the cat. J Physiol 251:61–78

Liu WS, Bidwai A, Stanley TH, Isern-Amaral J (1976) Cardiovascular dynamics after large doses of fentanyl and fentanyl plus $N_2 O$ in the dog. Anesth Analg 55:168–172

MacKenzie JE, McGrath JC, Tetrault JP, Miller RA (1976) The effects of althesin and thiopentone on sympathetic and baroreflex activity. Canad Anaesth Soc J 23:252–262

Mahaffey JE, Aldinger EE, Sprouse JH, Darby TD, Thrower WB (1961) The cardiovascular effects of halothane. Anesthesiology 22:982–986

Massopust LC, Wolin LR, Albin MS (1972) Electrophysiologic and behavioral responses to ketamine hydrochloride in the rhesus monkey. Anesth Analg 51:329–341

McAllen RM, Spyer KM (1976) The location of cardiac vagal preganglionic motorneurones in the medulla of the cat. J Physiol 258:187–204

McGrath JC, MacKenzie JE, Millar RA (1975) Effects of ketamine on central sympathetic discharge and the baroreceptor reflex during mechanical ventilation. Br J Anaesth 47:1141–1147

Millar RA, Warden J, Cooperman LH, Price HL (1970) Further studies of sympathetic actions of anaesthetics in intact and spinal animals. Br J Anaesth 42:366–378

Miura M, Reis DJ (1969) Termination and secondary projections of carotid sinus nerve in the cat brain stem. Am J Physiol 217:142–153

Mori K, Kawamata M, Mitani H, Yamazaki Y, Fujita M (1971) A neurophysiologic study of ketamine anesthesia in the cat. Anesthesiology 35:373–383

Morrison JL, Walker HA, Richardson AP (1950) The effect of pentobarbital on response of cardiovascular system of dogs to epinephrine, acetylcholine, and tilting. Arch Int Pharmacodyn 82:53–62

Morrow DH, Gaffney TE, Holman JE (1961) The chronotropic and inotropic effects of halothane. Anesthesiology 22:915–917

Moruzzi G, Magoun HW (1949) Brain stem reticular formation and activation of the EEG. Electroencephalogr Clin Neurophysiol 1:455–473

Moruzzi G (1972) The sleep-waking cycle. Rev Physiol Biochem Pharmacol 64:1–165

Ngai SH, Cheney DL, Finck AD (1978) Acetylcholine concentrations and turnover in rat brain structures during anesthesia with halothane, enflurane, and ketamine. Anesthesiology 48:4–10

Ohmura A, Wong KC, Shaw L (1976) Cardiac effects of succinyldicholine and succinylmonocholine. Canad Anaesth Soc J 23:567–573

Paton WDM (1959) The effects of muscle relaxants other than muscular relaxation. Anesthesiology 20:453–463

Patschke D, Brückner JB, Gethmann JW, Tarnow J, Weymar A (1975) Comparison of the immediate effects of etomidate, propanidid and thiopentone on hemodynamics, coronary blood flow and myocardial oxygen consumption. Acta Anaesth Belgica 26:112–119

Patschke D, Brückner JB, Eberlein HJ, Hess W, Tarnow J, Weymar A (1977a) Effects of althesin, etomidate and fentanyl on haemodynamics and myocardial oxygen consumption in man. Canad Anaesth Soc J 24:57–69

Patschke D, Brückner JB, Gethmann JW, Tarnow J, Weymar A (1977b) A comparison of the acute effects of intravenous induction agents (thiopentone, methohexitone, propanidid, althesin, ketamine, piritramide and etomidate) on haemodynamics and myocardial oxygen consumption in dogs. In: Doenicke A (ed) Etomidate – An intravenous hypnotic agent. Anaesth Wiederbel. Springer, Berlin Heidelberg New York Bd 106:49–71

Pfeifer G, Tauberger G, Schulte am Esch J (1978) Wirkungen von Etomidate auf den zentralen Sympathikus, die Atmung und den Kreislauf im Tierexperiment. Prakt Anästh 13:495–501

Pohl M (1979) Blockade sympathischer und vagaler Herzefferenzen durch perikardiale Lokalanästhesie mit Procain an Katzen. Dissertation Düsseldorf

Price HL, Helrich M (1955) The effect of cyclopropane, diethyl ether, nitrous oxide, thiopental, and hydrogen ion concentration on the myocardial function of the dog heart-lung preparation. J Pharmacol Exp Ther 115:206–216

Price HL (1960) General anesthesia and circulatory homeostasis. Physiol Rev 40:187–218

Reitan JA, Stengert KB, Wymore ML, Martucci R (1978) Central vagal control of fentanyl-induced bradycardia during halothane anesthesia. Anesth Analg 57:31–36

Reneman RS, Jageneau AHM, Yhonneux R, Laduron P The cardiovascular pharmacology of etomidate (R-26490), a new potent and short-acting intravenous hypnotic agent. Excerpta Medica International Congress Series No. 347, Proc of the 4. European Congress of Anaesthesiology, Madrid, 5.–11. Sep 1974

Reynolds AK, Chiz JF, Pasquet AF (1970) Halothane and methoxyflurane – A comparison of their effects on cardiac pacemaker fibers. Anesthesiology 33:602–610

Richter D, Crossland J (1949) Variation in acetylcholine content of the brain with physiological state. Am J Physiol 159:247–255

Robertson JD, Swan AAB, Whitteridge D (1956) Effect of anaesthetics on systemic baroreceptors. J Physiol 131:463–472

Robinson BF, Epstein SE, Beiser GD, Braunwald E (1966) Control of heart rate by the autonomic nervous system. Circ Res 19:400–411

Saidman LJ (1974) Mechanisms of barbiturate action. In: Eger EI, II. (ed) Anesthetic uptake and action. Williams & Wilkins Co, Baltimore Maryland, S 258–263

Sato I, Hasegawa Y, Hotta K (1980) Autonomic nervous control of the heart in exercising man. Pflügers Arch 348.1–7

Savege TM, Blogg CE, Foley EI, Ross L, Lang M, Simpson BR (1973) The cardiorespiratory effects of althesin and ketamine. Anaesthesia 28:391–399

Saxena PR, Bonta IL (1970) Mechanism of selective cardiac vagolytic action of pancuronium bromide. Specific blockade of cardiac muscarinic receptors. Eur J Pharmacol 11:332–341

Schmidt KF (1966) Effect of halothane anesthesia on regional acetylcholine levels in the rat brain. Anesthesiology 27:788–792

Schumacher IG, Arndt JO (1978) Der Effekt von Methohexital, Fentanyl, Dehydrobenzperidol sowie von Chloralose auf die Aktivität der Barorezeptoren des Aortenbogens decerebrierter Katzen. Anaesthesist 27:10–20

Shafer GD, Underwood FJ, Gaynor EP (1930) The action of amytal in impairing vagus cardiac inhibitory effects, and of ether in increasing the respiratory rate after its depression by amytal. Am J Physiol 91:461–466

Shearer WM (1961) The evolution of premedication. Br J Anaesth 33:219–225

Shimoji K, Bickford RG, Chir B (1971) Differential effects of anesthetics on mesencephalic reticular neurons: II. Responses to repetitive somatosensory electrical stimulation. Anesthesiology 35:76–80

Shute CCD, Lewis PR (1967) The ascending cholinergic reticular system: neocortical, olfactory and subcortical projections. Brain 90:497–520

Sitaram N, Mendelson WB, Wyatt RJ, Gillin JC (1977) The time-dependent induction of REM sleep and arousal by physostigmine infusion during normal human sleep. Brain Res 122:562–567

Skovsted P, Price ML, Price HL (1970) The effects of short-acting barbiturates on arterial pressure, preganglionic sympathetic activity and barostatic reflexes. Anesthesiology 33:10–18

Skovsted P, Sapthavichaikul S (1977) The effects of etomidate on arterial pressure, pulse rate and preganglionic sympathetic activity in cats. Canad Anaesth Soc J 24:565–570

Slogoff S, Allen GW (1974) The role of baroreceptors in the cardiovascular response to ketamine. Anesth Analg 53:704–707
Soliman MG, Brindle GF (1976) Alphadione (Althesin): A new induction agent. Canad Anaesth Soc J 23:30–35
Sundwall A (1973) Effect of pentobarbital on the turnover of acetylcholine in brain nerve terminals in vivo. Brain Res 62:531–536
Tammisto T, Takki S, Toikka P (1970) A comparison of the circulatory effects in man of the analgesics fentanyl, pentazocine, and pethidine. Br J Anaesth 42:317–324
Thauer R (1957) Kreislauf in Narkose. Verh Dtsch Ges Kreisl Forsch 23:1–33
Traber DL, Wilson RD, Priano LL (1970a) The effect of beta-adrenergic blockade on the cardiopulmonary response to ketamine. Anesth Analg 49:604–613
Traber DL, Wilson RD, Priano LL (1970b) A detailed study of the cardiopulmonary response to ketamine and its blockade by atropine. South Med J 63:1077–1081
Trabucchi M, Cheney DL, Recagni G, Costa E (1975) Pentobarbital and in vivo turnover rate of acetylcholine in mouse brain and in regions of rat brain. Pharmacol Res Commun 7:81–94
Tsunawaki H, Kobayashi K, Sari A, Okuda Y, Takeshita H (1973) Hemodynamic effects of propanidid in man. Acta Anaesth Scand 17:70–75
Venes JL, Collins WF, Taub A (1971) Nitrous oxide: an anesthetic for experiments in cats. Am J Physiol 220:2028–2031
Wallin BG, König U (1976) Changes of skin nerve sympathetic activity during induction of general anaesthesia with thiopentone in man. Brain Res 103:157–160
Warner HR, Russell RO (1969) Effect of combined sympathetic and vagal stimulation on heart rate in the dog. Circ Res 24:567–573
Weymar A, Eigenheer F, Gethmann JW, Reinecke A, Patschke D, Tarnow J, Brückner JB (1974) Tierexperimentelle Untersuchungen zur Wirkung von Etomidate (R 26490-Sulfat) auf den Kreislauf und die myokardiale Sauerstoffversorgung. Anaesthesist 23:150–157
Widdicombe JG (1966) Action potentials in parasympathetic and sympathetic efferent fibres to the trachea and lungs of dogs and cats. J Physiol 186:56–88
Williams CH, Deutsch S, Linde HW, Bullough JW, Dripps RD (1961) Effects of intravenously administered succinylcholine on cardiac rate, rhythms, and arterial blood pressure in anesthetized man. Anesthesiology 22:947–954
Winters WD, Ferrar-Allado T, Guzman-Flores C, Alcaraz M (1972) The cataleptic state induced by ketamine: A review of the neuropharmacology of anesthesia. Neuropharmacology 11:303–315
Zanchetti A (1967) Brain stem mechanisms of sleep. Anesthesiology 28:81–99

Anaesthesiologie und Intensivmedizin

Anaesthesiology and Intensive Care Medicine

vormals „Anaesthesiologie und Wiederbelebung"
begründet von R. Frey, F. Kern und O. Mayrhofer

Herausgeber: H. Bergmann (Schriftleiter)
J. B. Brückner, M. Gemperle, W. F. Henschel,
O. Mayrhofer, K. Peter

Band 136
W. Seyboldt-Epting
Kardioplegie
Myokardschutz während extrakorporaler Zirkulation
1981. 36 Abbildungen. IX, 74 Seiten. DM 78,-
ISBN 3-540-10621-9

Band 137
G. Goeckenjan
Kontinuierliche Messung des arteriellen Sauerstoffpartialdrucks
1981. 49 Abbildungen, 11 Tabellen. IX, 110 Seiten. DM 78,-. ISBN 3-540-10730-4

Band 138
Neue Aspekte in der Regionalanaesthesie 2
Pharmakokinetik, Interaktionen, Thromboembolierisiko, New Trends
Herausgeber: H. J. Wüst, M. Zindler
1981. 72 Abbildungen. XIV, 178 Seiten (87 Seiten in Englisch). DM 78,-
ISBN 3-540-10893-9

Beiträge des Zentraleuropäischen Anaesthesiekongresses 1979
Band 139
Prae- und postoperativer Verlauf Allgemeinanaesthesie
Band 1
ZAK Innsbruck 1979: Begrüßungsansprachen, Festvortrag. Panel III: Präoperative Anaesthesieambulanz. Freie Themen: Allgemeinanaesthesie, Postoperative Nachsorge.
Panel V: Anaesthesieletalität
Herausgeber: B. Haid, G. Mitterschiffthaler
1981. 106 Abbildungen, 86 Tabellen.
XXXIII, 225 Seiten (40 Seiten in Englisch).
DM 98,-. ISBN 3-540-10942-0

Band 140
Regionalanaesthesie Perinatologie Elektrostimulationsanalgesie
Band 2
ZAK Innsbruck 1979: Hauptthema I: Regionalanaesthesie. Freie Themen: Elektrostimulationsanalgesie. Panel II: Perinatalperiode
Herausgeber: B. Haid, G. Mitterschiffthaler
1981. 134 Abbildungen, 51 Tabellen. XI, 218 Seiten. DM 85,-. ISBN 3-540-10943-9

Band 141
Experimentelle Anaesthesie - Monitoring - Immunologie
Band 3
ZAK Innsbruck 1979: Freie Themen: Experimentelle und klinisch-experimentelle Anaesthesie, Technik und Monitoring, Anaesthesie und EEG. Panel I: Immunologische Aspekte. Freie Themen: Immunologie
Herausgeber: B. Haid, G. Mitterschiffthaler
1981. 183 Abbildungen, 32 Tabellen.
XIII, 252 Seiten (7 Seiten in Englisch).
DM 98,-. ISBN 3-540-10944-7

Band 142
Herz Kreislauf Atmung
Band 4
ZAK Innsbruck 1979: Freie Themen: Kontrollierte Blutdrucksenkung, Anaesthesie bei Cardiochirurgie, Haemodynamik, Atmung
Herausgeber: B. Haid, G. Mitterschiffthaler
1981. 263 Abbildungen, 51 Tabellen. XIV, 335 Seiten. DM 128,-. ISBN 3-540-10945-5

Band 143
Intensivmedizin - Notfallmedizin
Band 5
ZAK Innsbruck 1979: Hauptthema II: Anaesthesie und Notfallmedizin. Hauptthema III: Grenzen der Intensivmedizin. Freie Themen: Intensivmedizin, Parenterale Ernährung und Volumenersatz, Säure-Basen-Haushalt
Herausgeber: B. Haid, G. Mitterschiffthaler
1981. 269 Abbildungen, 95 Tabellen. XV, 373 Seiten (13 Seiten in Englisch). DM 148,-.
ISBN 3-540-10946-3

Springer-Verlag
Berlin
Heidelberg
New York

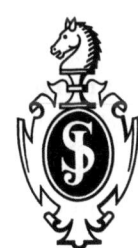

Anaesthesiologie und Intensivmedizin
Anaesthesiology and Intensive Care Medicine

vormals „Anaesthesiologie und Wiederbelebung"
begründet von R. Frey, F. Kern und O. Mayrhofer

Herausgeber: H. Bergmann (Schriftleiter),
J. B. Brückner, R. Frey, M. Gemperle,
W. F. Henschel, O. Mayrhofer, K. Peter

Band 144
Spinal Opiate Analgesia
Experimental and Clinical Studies
Editors: T. L. Yaksh, H. Müller
1982. 55 figures, 54 tables. XII, 147 pages.
DM 68,-. ISBN 3-540-11036-4

Band 145
J. Beyer, K. Messmer
Organdurchblutung und Sauerstoffversorgung bei PEEP
Tierexperimentelle Untersuchungen zur regionalen Organdurchblutung und lokalen Sauerstoffversorgung bei Beatmung mit positiv-endexspiratorischem Druck
1982. 17 Abbildungen, 18 Tabellen. X, 84 Seiten.
DM 54,-. ISBN 3-540-11220-0

Band 146
H. Harke
Massivtransfusionen
Hämostase und Schocklunge
1982. 78 Abbildungen, 50 Tabellen.
XIV, 196 Seiten. DM 65,-. ISBN 3-540-11467-X

Band 147
L. Tonczar
Kardiopulmonale Wiederbelebung
1982. 44 Abbildungen, 15 Tabellen.
160 Seiten. DM 58,-. ISBN 3-540-11760-1

Band 148
Regionalanaesthesie
Ergebnisse des Zentraleuropäischen Anaesthesiekongresses Berlin 1981, Band 1
Herausgeber: J. B. Brückner
1982. 125 Abbildungen, 43 Tabellen.
XIII, 215 Seiten
DM 83,-. ISBN 3-540-11744-X

Band 149
Inhalationsanaesthesie heute und morgen
Herausgeber: K. Peter, F. Jesch
Übersetzungen aus dem Englischen von
E. Mertens-Feldbausch
1982. 126 Abbildungen, 19 Tabellen.
XII, 276 Seiten
DM 42,-. ISBN 3-540-11756-3

Band 150
Inhalation Anaesthesia Today and Tomorrow
Editors: K. Peter, F. Jesch
1982. 126 figures. 272 pages
DM 76,-. ISBN 3-540-11757-1

Band 151
H. Marquort
Kontraktionsdynamik des Herzens unter Anaesthetika und Beta-Blockade
Tierexperimentelle Untersuchungen
1983. 136 Abbildungen, 34 Tabellen.
Etwa 240 Seiten. DM 62,-. ISBN 3-540-11745-8

Band 152
Der Anaesthesist in der Geburtshilfe
Ergebnisse des Zentraleuropäischen Anaesthesiekongresses, Berlin 1981
Band 2
Herausgeber: J. B. Brückner
1982. 68 Abbildungen, 19 Tabellen. X, 184 Seiten
DM 42,-. ISBN 3-540-11831-4

Band 153
Schmerzbehandlung – Epidurale Opiatanalgesie
Ergebnisse des Zentraleuropäischen Anaesthesiekongresses Berlin 1981
Band 3
Herausgeber: J. B. Brückner
1982. 90 Abbildungen, etwa 26 Tabellen.
Etwa 184 Seiten. DM 68,-. ISBN 3-540-11830-6

Band 154
R. Larsen
Kontrollierte Hypotension
Durchblutung und Sauerstoffverbrauch des Gehirns und des Herzens
1983. 20 Abbildungen, 19 Tabellen. Etwa 90 Seiten.
DM 35,-. ISBN 3-540-11921-3

**Springer-Verlag
Berlin Heidelberg New York**

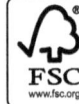

MIX
Papier aus verantwortungsvollen Quellen
Paper from responsible sources
FSC® C105338

If you have any concerns about our products,
you can contact us on
ProductSafety@springernature.com

In case Publisher is established outside the EU,
the EU authorized representative is:
**Springer Nature Customer Service Center GmbH
Europaplatz 3, 69115 Heidelberg, Germany**

Printed by Libri Plureos GmbH
in Hamburg, Germany